U0063834

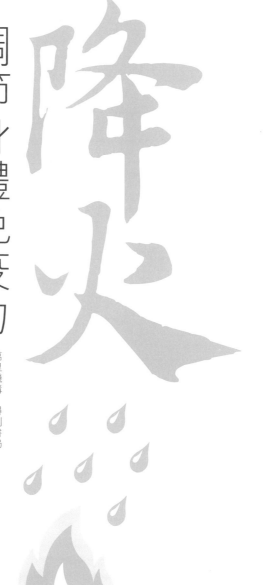

降火

調節身體免疫力

萬里機構‧得利書局

馮成 編著

降火・調節身體免疫力

編著
馮成

編輯
鄧宇雁

封面設計
吳明煒

版面設計
辛紅梅

出版
萬里機構・得利書局
香港鰂魚涌英皇道1065號東達中心1305室
電話：2564 7511　　傳真：2565 5539
網址：http://www.wanlibk.com

發行
香港聯合書刊物流有限公司
香港新界大埔汀麗路36號中華商務印刷大廈3字樓
電話：2150 2100　　傳真：2407 3062
電郵：info@suplogistics.com.hk

承印
中華商務彩色印刷有限公司

出版日期
二〇一五年三月第一次印刷
二〇一八年六月第二次印刷

版權所有・不准翻印
ISBN 978-962-14-5697-7

萬里機構　　萬里 Facebook

原著《怎麼上火了──讓你身心調理的養生秘訣》© 2013人民軍醫出版社
本書經人民軍醫出版社授權出版、發行、銷售。

本書p17,27,33,53,57,63,78,105,121,125,127,129圖片由123RF提供

陰陽失衡火氣生

　　每個人都有一團神奇的生命之「火」，它是我們賴以生存的生機，能保證身體各種功能的正常運作。而說到「上火」這個詞，大家一定不會覺得陌生。我們每個人也都有過上火的經歷：或是身體燥熱、心煩失眠；或是口舌生瘡、大便秘結；或是脾氣急躁、愛生悶氣，以及久病引起的陰虛火旺等各種各樣的不適。

　　那麼，「上火」究竟是怎麼發生的呢？

　　在中醫看來，「火」就是人體內的一些熱性物質，存在於維持人體生理功能正常運作的動態陰陽平衡系統中，火被歸類於「陽」。在正常的情況下，生理性的「火」有溫煦人體臟腑組織器官的作用，中醫學稱之為「少火」。但是，因外界影響或人體自身問題而導致人體陽氣過盛時，就會產生病理性的「火」，使得人體功能亢進或陰液耗傷、陰氣虧虛，出現「上火」的諸多不適。「上火」實質上就是人體陰陽失衡後出現的各種熱證的統稱。由此可見，對於上火，只要設法使太過的「陽氣」減少，太少的「陰氣」增加，使動態陰陽再次恢復平衡，疾病自然就會消失，身體也就能恢復到健康狀態了。

要達到陰陽平衡，説起來簡單，可在具體緩解上火引發的種種不適時，一定要仔細辨證，一定要分清是陽亢造成的「實火」，還是陰虛引發的「虛火」。兩者不但明顯有別，防治的方法也是大相逕庭。如果不辨明症狀，不確定致病原因，就貿然使用清火瀉火的方法，只會適得其反，讓體內的「火」燒得越來越旺，苦不堪言。一些處於特殊生理期的人群，如經期、孕產期女性及自身生理功能不健全的長者、兒童，往往比普通人更容易上火，也更容易引發比較嚴重的健康問題。這些特殊人群的祛火方法，要根據其各自的體質特點，選擇適合的緩解方法，不可一概論之。

「上火」不是一個小問題，為了幫助大家正確認識上火，學會分清虛火、實火，做好「防火」和「祛火」的工作，本書特以中醫養生觀念為基礎，針對人體出現的不同上火不適，提出了獨特的解決方案。針對心、肝、胃、肺、腎等五個臟腑的火氣特點，對應的實火、虛火的身體病症；特殊人群預防上火的關鍵點；以及春、夏、秋、冬四季平衡陰陽的食療保健方案，書中作了詳細講解，同時還推薦了簡單易操作的中醫養生「防上火」方法，如飲食方案、適量運動、情志調節、穴位按摩等，使不同體質、不同地域的人在不同季節均有「防上火」的應對之道。

此外，本書還吸收了一些現代養生的科學成果，與中醫傳統養生方法相結合，希望讀者能夠通過此書掌握一些科學的祛火養生方法，從而做到防病健身，祛病延年，提高健康水平。

目 錄

第 **1** 章

瞭解火源
　　提防上火...............

火是生命的源動力，它就像萬物賴以溫煦的太陽，能保證身體各種功能的正常運轉，為人體提供生機和活力。但「火」並非越旺盛越好，人體的「火」應該保持在一定的範圍內，如果過於猛烈，就變成了損耗，不但對我們的健康毫無益處，還可能引發諸如紅、腫、熱、痛、煩躁等火氣過剩的不適，也就是中醫所說的「上火」。

陽氣
是生命之源

在每個人的體內，也有一團生命之「火」。它是人體能量的來源，能夠為生命活動提供持久的動力，保證人體各項功能的正常運行。假如沒有這團火，生命就會逐漸衰竭甚至終止。

生命之火，中醫學稱為「元氣」、「陽氣」等。我國古代醫學家很早就認識到了「陽氣」對身體健康的重要意義，現存最早的中醫理論著作《黃帝內經》是這樣描述它的：「陽氣者，若天與日，失其所，則折壽而不彰。」這段話的意思就是說，人體內的陽氣相當於天空中的太陽一般重要，如果天空失去太陽，就會暗淡無光，而人體失去陽氣，壽命就不能長久。

陽氣是生命之源，是生命的源動力，能夠主宰人的壽數及人體五臟六腑的功能，決定人體的生殖、生長、發育、衰老和死亡的整個過程。陽氣若充足，能夠為人體生長發育提供充足的「火力」，人體就強壯、健康，中醫就把這種火稱為「少火」。相反，陽氣若不足，人體就缺乏生機，無法保證生理功能陰陽平衡的正常需要，難免會誘發多種疾病，此時就必須給人體「加熱生火」。

陽氣不足百病生

當陽氣不足時，機體就會逐漸衰弱，身體不能維持恆溫，就會出現肢冷、畏寒等問題。此時身體的氣血運行速度變慢，機體物質代謝和生理功

能下降，預防和抵禦外來邪氣（如風、寒、濕氣等）入侵的能力下降，甚至產生一些病理產物（如痰飲、瘀血、結石等），從而誘發多種疾病。

　　從火氣不足對臟腑器官的影響來看，若是心氣不足，就會影響體內氣血的正常運行，可能會引起心悸、心律失常甚至心力衰竭等；脾氣不足則無法正常地運化水穀精微等營養物質，會引起食欲缺乏、消化不良、腹脹、腹瀉、便秘等消化系統的不適；而肝氣不足會影響肝的藏血和疏泄功能，輕者讓人容易疲倦、眩暈、萎靡不振，重則會誘發脂肪肝、肝硬化等多種不適；腎氣不足，會影響到體內的水液代謝及人體的生殖功能，引起小便頻數清長、夜尿頻多、臉色暗淡、手腳冰涼、男子陽痿早泄、女子宮寒不孕等多種不適，嚴重時可能誘發腎衰竭等；此外，肺氣不足，影響肺的呼吸、宣發及正常的水液代謝，就會表現出氣短、氣喘、咳嗽等不適，嚴重時可引發慢性支氣管炎、支氣管擴張、肺氣腫、肺源性心臟病等疾病。

　　對於上述因火氣不足所導致的種種疾病，緩解的根本還是在於「補充陽氣，驅除陰邪」，從而達至提升五臟六腑運化功能的目的，使得機體的自癒能力得到強化，待到火氣充足的時候，人體生理功能系統恢復「陰陽平衡」的狀態，身體素質就可獲得全面的恢復，疾病就能很好地緩解或痊癒。

　　生命之火固然重要，但凡事皆有個度。陽氣要保持在一定的範圍之內，否則就會成為中醫所說的「壯火」。這裏所說的「壯」，是說人體內病理性的「火」過於旺盛，導致體內的水液不斷消耗，正常的生理功能遭到破壞，像我們常說的「肝火旺」、「心火大」等都是「壯火」引起的一系列病症。

　　所以，我們在保護生命之火的同時，還要把握好「少火」和「壯火」的尺度，這才是健康的關鍵。

上火
就是陰陽失調

　　「上火」是中醫對許多不適的籠統説法，就是説這個部位產生過多的「火」了。上火不僅會出現在頭面部，還可能表現在身體多個部位，出現全身性的不適。

「上火」是陰陽失衡的表現

中醫認為，「上火」實際上是人體原有的陰陽平衡被打破的結果。

　　這裏所説的「陰」是構成身體的物質基礎，如精、血、津液及由此構成的有形之體；而「陽」指的是人體之氣，它能溫暖全身，具有維持人體生命活動的功能。在正常的情況下，人體陰陽既互相制約又互相協調，時刻保持一種平衡狀態，人體的生命活動就能穩定有序，保持健康。一旦陰陽失衡，人體就會產生疾病。特別是陽氣亢盛或是陰氣損耗到一定程度時，人體就會出現「陽盛則熱」或「陰虛發熱」，引起各種上火的症狀。

現代醫學如何看待「上火」？

　　現代醫學認為，「上火」主要是因為感染了一些病原體，導致人體某些器官的功能不能正常發揮而出現的一種準病態。換言之，上火的過程就是我們的機體免疫在進行激烈對抗病原體的過程中出現的各種病理性變化。例如，我們最常見的口腔上火，西醫認為可能是缺乏維生素 B_2 導致的唇炎、口角炎，也有可能是缺乏維生素 C 導致的牙齦、黏膜出血，更常見的可能是細菌、病毒感染引起的炎症，另外一些上火還可能與新陳代謝、內分泌變化有關。

　　西醫的表述雖與中醫有出入，但也闡明了「上火」實際上就是人體各器官不協調造成的，醫學上稱之為應激性疾病。若平時消耗大量精力和體力，就使全身各系統處於「應激狀態」，破壞體內環境的協調、平衡和穩定，導致疾病的發生，這和中醫所說人體陰陽失衡引起「上火」有相通之處。

「上火」的病理分類

　　「上火」，可以分為「外火」與「內火」、「實火」與「虛火」。

「外火」與「內火」

　　簡單地說，「外火」指的就是從外界感染的火熱。另外，中醫還指出人體無法適應外界「風」、「寒」、「濕」、「燥」等氣候變化時，也可能出現上火的變化。像感染風寒後，沒有經過及時的調養、緩解，致使風寒停留在體內，時間長了就會變為「火邪」，引起高熱、乾咳、嗓子痛等一系列熱證。「內火」，是指體內陰陽失衡導致臟腑、氣血功能失調而引發的內熱不適，我們所說的「心火」、「肺火」、「胃火」、「肝火」、「腎火」，都屬於「內火」。

「實火」與「虛火」

　　「實火」是指體內陽氣亢盛超過一定限度所引起的上火，表現為咽喉腫痛、口鼻發熱、小便黃赤、大便乾結、舌質發紅、煩躁不安等，且一般發病較急。虛火是指體內陰氣耗損嚴重，導致陰氣不足，陰虛上火，一般病程較長，身體溫度不高，但會煩熱不安，並且常有面色蒼白、口腔潰瘍、腰膝酸軟、手足潮熱、失眠、健忘、盜汗等情況。實火注重清熱瀉火；虛火以滋陰降火為主，還要針對發病部位和臟腑各異而選用相應的藥物或其他調理方法，不能簡單地見「火」就用三黃片之類，否則可能適得其反。

飲食不節制
火氣從口入

　　人們常説「病從口入」，上火也不例外。按照中醫的理論，飲食引起的上火主要是因為過量食用熱性食物，引起消化不良，導致食物積聚在消化道內，滋生「熱氣」所致。不過，我們也要注意到另一種情況，有些食物本來是「性味甘平」的，但是經過一系列的炒、蒸、煎、炸等高溫烹製後，所含的水分大多蒸發、散失，致使食物的屬性發生了改變，成了易引起上火的熱性食物。

這些都是容易惹「火」上身的食物！

辛辣食物惹虛火

　　大葱、辣椒、胡椒、芥末、咖喱等辛辣燥熱的食物，多吃會耗傷人體津液，導致陰虛生熱，易助長虛火，因此應盡量少吃。

油炸食物，腸胃積火

　　炸雞腿、炸薯條、炸丸子、燉豬肉等，這些食物能產生較高的熱量，會使人感到活力充沛，但過度進食後卻很難消化，容易使腸胃的功能受損。很多沒有消化的食物會積存在體內，導致出現「積熱上火」的情況。

熱性水果易上火

荔枝、龍眼、榴槤等都屬於熱性水果，多吃會導致過量的熱量在體內積聚生熱，引起上火，可誘發消化不良、便秘、牙齦腫痛、面部痤瘡、口腔潰瘍以及食欲下降、腹痛腹瀉等多種病症，所以經常上火的人不宜食用。

辛辣酒類引濕熱

除啤酒外，其他酒類幾乎都會引起「火氣」，尤其是酒精含量在30％以上的酒類，酒性辛辣燥烈，可加速氣血運行，並會損傷人體精氣，多喝會讓人上火生痰，並可引發一些濕熱類病症，所以容易上火的人要注意少接觸酒類。

誤用補品，虛火加劇

補藥、補品多數偏於溫性、熱性，主要適用於補養身體、緩解虛證。如果是身體虛弱或先天不足的人，適當服用補藥、補品是有好處的，而身體健康的人則無需特意進補，否則補藥吃得太多，就容易產生內熱，引起上火。特別是平時陰虛有熱的人，吃補藥、補品無異於「火上澆油」，可能引起流鼻血、牙齦出血、口乾舌燥、心煩失眠、腹脹便秘等多種上火不適。

冷飲冰品，愈喝火愈旺

火氣大的人往往喜歡食用過多的冰品，這很容易導致體內的冷熱失調，身體需要動用大量能量進行調節，結果更會加劇體內生火，從而引發一系列的不適，這種情況對於有「胃火」的人尤其常見。

配搭降火食物，上火NO WAY！

想要預防或緩解上火，就得禁得住美食的誘惑，不能想吃就吃，甚至暴飲暴食。如果偶爾吃了上述的幾類食物，也要同時搭配一些能夠清熱祛火的食物。例如，吃了辛辣的食物，就可以搭配苦瓜、芥蘭、青瓜、生菜、蘿蔔、番茄、蜜瓜、梨子等有降火功效的蔬果。

以下列出的食物，皆具有較好的清熱祛火作用。

	食物名稱	功效
降火蔬果	柚子、梨	性寒，對於肺熱引起的咳嗽、吐黃痰、咽喉乾痛甚有幫助。
	蓮子	生吃可以去「心火」，有清熱除煩、養心安神的功效。
	馬蹄	性寒，對於心煩口渴、口舌生瘡、便乾尿黃甚有幫助。
	楊桃	性寒，味酸甜，有清熱生津的功效，對經常口腔潰瘍者效果很好。
	白菜	性微寒，有清熱除煩的作用。
	芹菜	寒涼性的蔬菜，能去肝火、解肺胃鬱熱。
	萵筍	性微寒，質地脆嫩，水分多，有清熱、順氣、化痰的功效，適合肺胃有熱者食用。
	蓮藕	性平寒，最好生食或搗汁，能清熱生津、潤肺止咳，與梨汁攪和同服，祛火效果更佳。
	茄子	性寒涼，可以清熱解毒，上火時最好不要用油燒的方法烹飪，採用蒸煮效果更好。
	百合	性平微寒，具有清熱潤肺止咳的功效，對熱病後餘熱未清、咽喉腫痛、心煩口渴等症均有一定的效果。

	食物名稱	功效
清熱茶飲	苦瓜茶	苦寒清熱，特別適合上火人仕。除了苦瓜外，其他苦味食物也有不錯的祛火功效，如杏仁、油麥菜、苦丁茶、芹菜、芥蘭等。
	菊花	最常見的是杭白菊，有黃、白兩種，用來泡水飲或入茶，不僅香氣濃郁，提神醒腦，而且有疏風清熱、養肝明目、降壓通脈的作用。
	薄荷	薄荷醇、薄荷酮有很好的疏風清熱作用，泡茶喝會有一種清涼感，是清熱利尿的佳品。
	西洋參	泡茶喝可以利用西洋參味甘辛涼的性質，調整茶味，而且西洋參補陰虛效果甚佳，最適合陰虛火旺的人飲用，在滋陰祛火的同時還能補益肺胃。

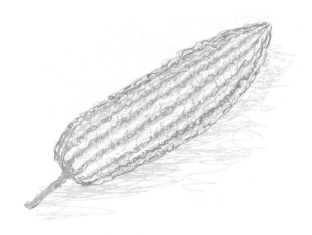

熬夜
也是上火元兇

　　現今人們的娛樂生活越來越多姿多彩，不少人到了夜晚該睡覺的時候，不但沒有上床入睡，反而更加興致勃勃地看電視、上網。還有不少白領、學生因為壓力比較大，夜晚也會加班工作、學習，同樣無法保證充足的睡眠時間。結果體內的陽氣一直處於「興奮」狀態，就會產生火熱，消耗人體的陰氣。這種情況長期得不到緩解，就會加重陰氣不足的問題，容易因陰虛火旺而形成虛火。

　　我們每天的工作、生活、學習等各項活動，都要靠體內陽氣來支持。陽氣不斷消耗，容易使身心疲勞，應該及時睡眠補充精力，經過了充分的休息後，疲勞感解除，陽氣得到恢復，才能夠順利進行新一天的活動。

　　中醫認為「陽氣盡則臥，陰氣盡則寤」，意思是睡眠應順應自然、調和陰陽，才能滿足人體正常的需要，也能避免出現陰陽失調上火的問題。長期熬夜的人缺乏正常作息，總會感到身體虛弱、精神不振，同時由於上虛火，身體的免疫力也會跟着下降，很容易受到感冒病毒及其他多種病原體的侵襲。更嚴重的是長期熬夜還會引起「心理上火」，易誘發失眠、健忘、易怒、焦慮不安等神經、精神不適。

　　因此，在日常生活中要想控制好自己體內的火氣不至於過分亢盛，就千萬不要熬夜。尤其是已經出現了明顯的上火不適，如周身乏力、肌肉酸痛、頭昏眼花、思維遲鈍、精神不振、心悸、呼吸加快等不適時，就需要

立刻休息，切不可強用咖啡、濃茶去解乏，以免引發神經衰弱、高血壓、冠心病等。

做好保護工作，熬夜不怕上火！

在生活中，我們有時可能不得不熬夜，此時為了避免上火，降低對身體造成的損害，就要充分做好準備和保護工作，這裏有幾點是需要特別注意的。

一、飲食應以清淡為主

需要熬夜的人，飲食種類要以鬆軟、易於消化和吸收的清淡食物為主，副食菜餚以蒸、燉、煮、燒的品種為主，晚餐少吃或不吃爆烤煎炸一類難消化的油膩之物。對於已經出現上火不適的人來説，還應忌食辛辣燥熱的食品，如辣椒、乾薑、生蒜、胡椒、濃茶、烈酒、咖啡、大葱等，以免生熱助火、灼傷津液，加重病情。

二、不要靠吸煙來解乏

煙草性辛味燥，有一定的毒性，對身體的損害非常嚴重。而且煙草燃燒後吸入人體，可升熱助火，可引發口乾舌燥、咳嗽生痰、大便乾燥等上火的不適。因此，需要熬夜的人千萬不要靠不斷吸煙來解乏。

三、多攝入水分

熬夜的過程中為了避免上火，還需要多注意補水。多喝溫開水可以幫助去除體內的燥熱，還能促進排毒。如果覺得溫開水淡而無味，也可以適當加些薄荷、苦丁、菊花等，祛火的效果非常明顯。

情緒大起大跌
引發內火

日常生活中，人們有喜、怒、思、悲、恐等情緒變化是很正常的，中醫把這些稱為人的「五志」。但情緒若經常處於不穩定的狀態，或因受到刺激而出現情緒劇變，就會影響氣血正常運行，中醫認為「氣屬陽性可生熱」，情緒劇烈波動會「氣鬱化火」，可能引發心、肝、肺、胃、腎的內火。

壓抑受驚，容易上火不適

現代人在工作和生活中普遍存在着巨大的壓力，如工作壓力、人際壓力、情感壓力等。心理壓力太大，情緒長期處於緊張、焦慮、煩躁的狀態，會使全身各系統也處於緊張和變化之中，導致陰陽失調而引起火氣「爆發」，出現口乾舌燥、口舌生瘡、牙齦腫痛、面色潮紅等上火不適。這類火可以稱為壓力之火。

再如，有些抑鬱症傾向的人在生活中遭遇種種挫折和打擊後，習慣過度壓抑、克制自己的情感，有氣憋在心裏，有淚往肚裏流，諸如悲痛、憤怒、絕望、恐懼等消極情緒無法排解，越積越多，變成難以清除的情緒垃圾，也會引起「氣鬱化火」的問題。像這類人常有嘴唇乾裂、面容憔悴、長座瘡、頭髮早白等「上火」症狀。這類火可以稱為抑鬱之火。

此外還有驚恐之火，即人受到驚嚇後，情緒波動極大，也會引起上火，出現心煩意亂、坐立不安、失眠等不適。中醫認為「驚則氣亂」、「恐則氣下」，驚恐會干擾全身氣機，並易傷腎、心、膽，導致出現虛損，誘發虛火內生，心神不寧、心悸氣短、面色蒼白、精神不振等「驚恐之火」的後遺症。

宣泄情緒，驅走心魔也趕走火氣

　　由情志失常引起的上火，自然也要從調節情志入手防治。從中醫的角度講，豁達的心胸、從容的心態與防治上火有着十分密切的聯繫。只要讓自己的心境處於一個穩定、平衡的狀態，自然就不會引「火」上身了。學會合理地排遣、發泄自己心中鬱積的消極情緒，才能消滅「心魔」之火。

一、大聲喊叫

　　當不良情緒蓄積已久，很多人都有想開口大喊的衝動。事實上喊叫也確實能在一定程度上起到排遣不良情緒的作用。

二、用筆把煩惱寫下來

　　當心中感到非常煩惱、憂愁，但又理不出一個頭緒時，不妨拿出紙和筆，把自己心中所有的困擾都訴諸筆端，看看究竟是什麼在影響自己的心情。這也是一個很好的排遣不良情緒的過程，在書寫的同時，內心會獲得解脱和鬆弛。這時再回頭看自己寫下的文字，也許會恍然大悟，原來讓自己煩惱的不過是一些微不足道的小事。

三、悲痛時想哭就哭

　　情緒處於極度悲傷、委屈時，不必自我壓抑，不妨盡情地痛哭一場，以釋放和排解情緒，讓心靈獲得輕鬆平靜的感覺。在哭泣時，因不良情緒而產生的有害物質也能夠從淚液中排出體外，對身體也有一定的保護作用。這與心身醫學家們提倡的精神「疏泄」的主張也是吻合的。

　　當然，排遣、發泄情緒要適度，如果只求自己能夠酣暢淋漓地表達感受，而不顧他人的感受，那也會帶來很多不必要的麻煩和困擾，所以應始終記住一點，排遣、發泄情緒應以不打擾、不影響他人為前提。

第**2**章
肝火緩緩降.................

中醫稱肝為人體的「將軍之官」，具藏血、疏泄等功能，對人體健康有總領全域的重要意義。充足的肝氣能溫煦肝脈，保證肝的藏血和疏泄功能正常發揮，有利人體健康。如果肝火旺盛，就會引起肝的疏泄功能過度亢奮，造成不適。當「肝火」順着肝經蔓延，還會引發頭暈、失眠、口乾、耳鳴、眼睛乾澀、頭痛等症狀，嚴重時甚至誘發惡性病變。因此，我們要特別注意呵護好自己的肝，切勿讓一些不良生活習慣引發肝火，「燒」掉了自己的健康。

什麼是「肝火」?

　　「肝火」,是指肝氣亢盛的病理現象。肝火旺盛,主要因為生活不規律、情志過於激動所致。肝火過於旺盛,會影響機體藏血和疏泄功能,若沒有適當處理肝火,便會引發身體一連串的問題!

身體的警號,徵狀逐個捉──肝火

(1)眼睛經常乾、澀,還會突然變得通紅。

(2)明明沒有近視眼,卻總是視物模糊,看不清東西。

(3)眼部總是有很多分泌物。

(4)嘴裏總是感覺苦苦的。

(5)喝水不少,卻還是口乾舌燥。

(6)無論怎樣刷牙都無法擺脫強烈的口臭。

(7)口腔經常無故出現潰瘍、牙齦腫痛等不適。

(8)時常會有尖銳的耳鳴。

(9)早過了青春期,還是「青春痘」滿臉。

(10)經常洗澡,全身皮膚仍然瘙癢難耐。

　　上述各項,如果達到5項以上,就說明您的身體處於肝火旺盛的狀態。

為什麼會出現肝火旺盛的情況？

中醫認為，肝火旺盛多因七情過極、肝失疏泄、氣鬱化火或肝熱素盛。歸結起來主要原因是生活不規律或情志鬱積等。

一、飲食不規律

很多人不太注意飲食的規律性，不吃早餐或是過量進餐的情況時有發生，破壞了肝的代謝和膽汁的分泌功能，使食物中的濕熱毒氣積於體內，引起肝火旺盛的情況。而一些盲目追求形體美的女性，由於經常節食，導致神經性厭食、腸道病變等，使得大量脂肪酸進入肝，使肝內脂肪蓄積而造成營養不良性脂肪肝，嚴重損傷肝功能，也會間接讓肝火越燒越旺。此外，有的人平常喜歡偏食辛溫肥甘的食物，產生的熱蘊積在肝經而引起肝火。

二、過量飲酒

酒是濕熱之物，多飲難免會引起上火。而且大量飲酒後需要通過肝來疏泄、分解，這樣，酒中的濕熱就被帶進肝裏，鬱積成火，造成肝火旺盛。此外，酒精中所含的乙醇等還會刺激、傷害肝組織，引起組織變性甚至壞死，誘發酒精性肝炎、酒精性肝硬化等疾病，更會嚴重影響肝的疏泄功能，由此形成惡性循環，導致肝火旺的情況越來越嚴重。

三、情志抑鬱

現代人由於工作、生活中的壓力很大，又不注意自我排解、釋放，情緒往往容易失控，表現喜怒無常。中醫認為七情異常必定傷及五臟六腑，尤其是暴怒對肝的損害極為嚴重，會造成肝氣不疏、肝氣鬱結，從而會導致肝血瘀阻，久而久之，也會出現肝功能紊亂、肝火亢盛的情況，並可引發多種病症。

肝火病理變化，引發不同症狀

一、肝火向上衝，引發上半身不適

主要包括肝火引起的身體上部有熱象或具有上衝性特點的病症，如頭暈、頭痛、面目紅赤、耳鳴、口苦、急躁易怒，甚至發狂、昏厥等。

二、肝火犯胃，脾胃出問題

可導致脾胃虛弱、肝脾不和，出現腹脹、腹瀉、脅肋疼痛、厭食、呃逆、燒心、泛酸等不適，甚至會引起咯血、便血。

三、肝火犯肺，影響肺功能

情緒激動、肝氣鬱結會影響肺的正常功能，引起咳嗽、流鼻血、胸脅疼痛，甚至會出現大量咯血的情況。

四、肝火旺盛，擾亂心神

肝火旺可擾動心神，導致心煩易怒、失眠多夢、胸脅脹痛、口苦咽乾、頭痛頭暈、舌尖紅刺等問題。

五、肝風內動，精血不足

多由肝腎陰液精血虧虛、血不養筋，肝陰不能制約肝陽而肝陽亢奮無制所致，主要表現有眩暈、抽搐、震顫，甚至還會出現突然昏倒、口眼斜等。

六、肝火亢盛，婦科病生

　　女性肝火旺時還會出現一些特有的症狀，如月經不調、月經過少、月經提前或延後、甚至閉經、經前失眠；惡阻，其症狀有口吐苦水、嚴重挑食、食欲缺乏、口苦頭暈，經常出現於女性孕後。

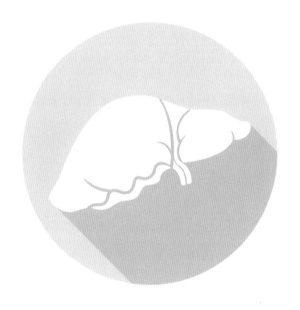

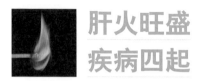 **肝火旺盛**
疾病四起

　　肝與膽互為表裏，並與腎、心臟、肺都有着密不可分的關係，肝火旺盛與許多常見疾病有關。不好好控制情緒、注意飲食，導致肝火亢盛，很可能會賠上自己的健康。

高血壓，致病原因在肝火

　　在中醫看來，高血壓的主要致病機制在肝。中醫雖然沒有高血壓這一病名，但古代文獻記載的「頭風」、「頭痛」、「眩暈」、「肝火旺」、「肝陽上亢」等症，與現代醫學所説的高血壓病有相通之處。

　　當肝失疏泄，會導致氣鬱積於肝，化生火熱而致肝火旺盛。肝火旺盛的人多會有情志方面的失常表現，一般有脾氣暴躁、容易發怒的特點，發怒後血就會往上湧，人會面紅耳赤，甚至昏厥。這與高血壓的種種不適極為相似。再者，中醫認為患有「頭風」、「眩暈」等症的人應制怒，否則會加重病情；現代醫學同樣認為高血壓病人如果不注意控制情緒會使病情加重。

現代醫學怎樣看待「肝火」？

　　西醫的角度雖然沒有「肝火」這個明確的概念，但許多疾病的發生和加重都與「肝火」不無關係，其中以高血壓、冠心病等最為突出，特別是情志波動極大引起肝陽上亢、肝火旺盛時，更有引發心肌梗塞、腦血管意外的危險。

　　由此可見，想要預防這種肝火旺盛型的高血壓病，關鍵就是要調整好

自己的心態，盡可能地將病因消滅在萌芽狀態。如果已經患上了高血壓病，也要注意控制自己的情緒，避免思想負擔過重，引起惡性循環。

暴怒後吐血，原來是肝火犯胃！

　　肝和胃本身有着非常密切的關係，平時兩者保持着正常的生理平衡，既相互依賴，又相互促進。肝氣上下通順，胃氣自然下降，能夠順利地把攝入體內的營養向下運送，以供應身體的正常需要。

　　一旦情緒激動暴怒，引起肝火暴發，就會橫行犯胃，引動胃火，燒灼胃內血絡（小血管），這時胃火與積血會向上衝逆，經口而出，嚴重時可能引起大量吐血，顏色鮮紅。同時還可能伴有口苦、脅肋疼痛、頭痛、雙目紅赤、心煩易怒、舌紅絳等肝火盛的不適。如果病人本身胃部功能不佳，胃中有積熱的話，暴怒對於肝胃的損害就會更為嚴重。

保持平靜，盡快治療是上策

　　無論吐血量多量少，病人都應當盡快入院治療，並要注意保持呼吸道通暢，以防止吐出的鮮血被吸入氣管引起窒息。另外吐血量多的病人須減少活動量，最好選擇在安靜的環境下臥床靜養。如有劇烈噁心、嘔吐時，飲食應以流質為主，若頻繁嘔吐或食管靜脈曲張破裂出血，則要暫時禁食。

　　此外，病人還要注意調節情緒，讓自己的心情盡量保持平靜，不要生氣、着急，以避免怒氣對肝、胃的刺激。

肝火招致耳聾、耳鳴

　　中醫認為，人體的肝膽互為表裏，而且手足少陽經均入耳中，若外界的熱邪由表入裏，侵犯手足少陽經，或是情志抑鬱、暴怒導致肝氣鬱積化火，均可導致肝膽火熱循經上擾耳竅，引起耳鳴、耳聾，嚴重時聽力可能永遠無法恢復。

　　肝火型的耳鳴發作時不同於藥物中毒、中耳炎等引發的突發性耳鳴，一般病情發展較慢，可能影響到雙耳的聽力。患者常感到耳內有潮水聲或雷聲，病情也是時輕時重，可能會在情志抑鬱或惱怒時加重，同時會有眼睛紅赤腫痛、口乾、口苦、咽喉痛、面紅、小便黃赤、便秘、兩脅脹痛、失眠、頭痛、眩暈等肝火旺盛的常見不適。

清肝瀉火，回復聽力

　　對於肝火型的耳鳴、耳聾，中醫的治療原則是清肝瀉火，開鬱通竅，常用龍膽瀉肝湯來進行緩解。另外可以通過自我調理來緩解病情、恢復聽力。比如飲食盡量清淡，避免吃辛辣、刺激性的食物，同時避免喝烈性酒及大量飲酒，否則會導致氣血上升，肝火更旺盛，加重耳鳴、耳聾。

　　而為了減少對聽力的損害，病人還要注意避免噪聲刺激。比如盡量少去噪聲大的娛樂場所、工地等，也不要長時間聽耳機等。此外，在發病期間，要避免使用耳毒性藥物，如氨基糖苷類抗生素、髓襻類利尿藥（如呋塞米）等，若因病情需要必須使用，則應密切監測聽力變化。

失眠，可能是肝火在搞鬼

　　失眠與情志的變化關係甚為緊密，而肝主疏泄，情志不穩往往會導致肝氣鬱結化「火」，特別是大怒、受驚之後，情志極不穩定，必然會導致肝火有餘，進而會擾亂心神，讓人心神不寧、煩躁不安，無法安然入睡。即使好不容易入睡了，也會噩夢不斷，易被驚醒，而且醒來後還有胸悶、肋間脹痛的不適感覺。

判斷肝火不適，對症下藥

　　如果睡不着覺的同時還有舌質發紅、頭脹頭痛、口乾口苦、急躁易怒等典型的肝火不適，就說明失眠是肝火旺盛造成的。要改善肝火旺盛引起

的睡眠，必須從清肝瀉火入手，可在醫生指導下服用龍膽瀉肝湯等中藥湯劑來緩解不適。此外，進行適當的心理調節對肝火引起的失眠至關重要。

生蛇？因為肝經火毒蘊積！

中醫認為，「生蛇」是由於病毒和肝火盛而造成的。病人情志不調，肝氣鬱結，久而化火，導致肝經火毒蘊積，再加上體內本身有濕熱，就會導致帶狀疱疹。由於發作時體內的熱阻塞了正常的氣血流動，致使經絡不通，因此還會引起嚴重的疼痛感。同時病人會有肋間神經和三叉神經痛感，患處皮膚也會有灼熱感。有時病人外感風邪，熱毒還會上竄到頭面部發作，引起眼睛紅腫、眼角灼痛，甚至可能引起失明。

【生蛇】又名纏腰龍或纏腰火丹，西醫稱為帶狀疱疹，是一種好發於胸部、腰部肝膽經絡走行位置的皮膚病。這種病因為發作時皮膚會長出密集的水疱，好像一條帶子似地纏在人的腰間，因此被稱為「纏腰龍」。

因此，「生蛇」後一定要積極治療，及時採取措施清瀉肝膽實火，同時把體內的病毒排出體外，使脈絡暢通，氣血流暢，疼痛就會停止。

除了治療之外，要注意放鬆心情，飲食上多吃些富有營養、清淡、易消化的食物，避免進食辛辣刺激的食物或抽煙、飲酒，以免肝火越燒越旺，使得病情不斷加重。另外要提醒的是，對於生蛇位置的水疱，最好不要用指甲搔抓或用針挑破，否則可能引起感染。

生蛇纏腰間一圈，就會要人的命？

「生蛇」大多發於單側，很少兩側同時發生，而且即使是兩側都長，在腰間纏一圈也不會要人的命。事實上，只要及時治療、調養，帶狀疱疹可在2至4周痊癒，而且治癒後復發率極低，所以沒有必要為此盲目恐慌。

做好情緒管理
肝火自然清

　　肝火泛濫時，人們想到的瀉火方法一般不外乎吃藥和吃清泄肝火的食物兩種。其實，很多時候不用通過這些有形的「進口」物品，調節一下情緒，保持平和放鬆的心態，就可輕鬆抑制旺盛的肝火。

學會放鬆自己，放慢呼吸

　　自我放鬆是一種有效預防高血壓和輔助降壓的方法，易動肝火的人不妨每天堅持自我放鬆，放鬆的方式可根據自己的習慣來選擇。比如，可以每天抽出10至30分鐘時間，在安靜的環境中，採取舒適的姿勢放鬆坐下或躺下，同時閉上雙眼，放慢呼吸的節奏，以達到徹底放鬆的目的。

　　再如，躺在床上時，可以聽一些曲調委婉、節奏舒緩的音樂，並放慢呼吸，或者靜下心來傾聽一些大自然的聲音，如雨聲、蟲鳴等，以調整身心進入一個容易睡眠的狀態。這樣做開始可能會有些困難，不過只要堅持下去就能對改善睡眠有所幫助。

製造緩衝期，保持心態穩定

　　對於易動肝火的人來說，一定要注意保持心態的穩定。遇事不要急躁、不耐煩或馬上發脾氣，而是要保持一個清醒的頭腦，全面分析自己所處的形勢，繼而冷靜地處理問題。如果發現自己已經很難控制情緒，那麼最好先深呼吸一下，或在腦海中從「1」數到「10」，給自己一個緩衝的時間，避免情緒過於激動，誘發高血壓。

用轉移法來宣泄情緒

　　預防高血壓的心理瀉火法不是憋住不讓自己發火，這樣反而對身體不好。對此，可以採取轉移法，想一些開心的、美好的事情，用其他理性的方式去宣泄情緒。通過發泄和轉移，也可使怒氣消除，保持精神愉快，積極樂觀的精神狀態對於我們維護健康、戰勝疾病大有幫助。

睡前放下思慮，更快進入睡眠狀態

　　大多入睡困難的人或多或少都有「心事」，即使人躺在床上，情緒仍處於緊張狀態，以致肝火越燒越旺，入睡困難。所以，應當注意不要在睡前思慮過多，尤其是不要思考那些白天遇到的令人不快的事情。一旦腦海中浮現出那些令自己煩惱、焦慮的畫面，就應當馬上停止，並努力回想一些輕鬆、愉快的事情以沖淡煩惱。

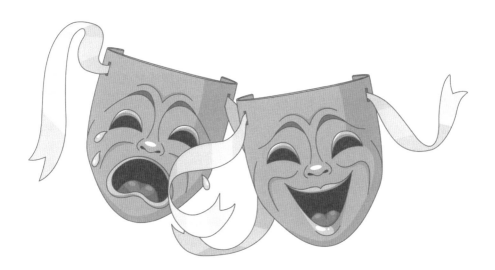

散步
可抵制肝火旺盛

　　適當運動有助增強體質，對於養護肝臟、疏泄肝火也有好處。而眾多的運動項目中，最適合平抑肝火的莫過於散步了。這樣說，是因為肝火旺盛的人，通常都會有目赤、易怒、頭痛、脅痛、口苦等陽亢引發的不適，過於激烈的運動會催發體內陽氣升騰，使這一類不適進一步惡化。而運動量小、不會加重肝負擔的散步顯然要比激烈運動安全。

　　散步對肝火旺有很好的抵制或緩解作用。比如散步時可隨心所欲，心情放鬆，有助於促進肝氣升發，消除不良情緒造成的肝氣鬱結問題，對肝氣鬱結而致的肝火旺有很好的緩解作用。散步可使全身肌肉、關節、筋骨都得到適度的運動，可緩解因肝火旺而引起的腰酸、腿抽筋的症狀；飯後散步，還利於食物的消化和吸收，促進肝胃的和諧，可有效緩解肝火犯胃而引起的吐逆、泛酸等症狀。對於高血壓病人，適度的散步還可促進四肢和臟器的血液循環，緩解緊張情緒，消除煩躁，從而達到穩定血壓的目的。

注重細節，散步不是趴趴走！

　　為了達到最佳鍛煉效果，在散步前全身應自然放鬆，調勻呼吸，然後再從容散步。若身體拘束緊張，動作必僵滯而不協調，影響肌肉和關節的活動，達不到鍛煉的目的。散步時則宜從容和緩，不要匆匆忙忙，更不要思考工作、生活中遇到的煩惱的事情，帶着悠閑、愉快的心情來散步才能達到養身心、降肝火的效果。

　　散步要根據自身的實際情況注意循序漸進，量力而為。一般來講，散步的速度應控制在每分鐘80至140步，散步的距離可控制在1500至3000米，每天可散步1至2次，每次20至40分鐘。時間可安排在清晨或雨過天晴的時候，晨起後在空氣比較清新、四周寧靜的地點進行散步。但要注意氣候變化，適當增減衣服，以免着涼；雨過天晴後，空氣最為清新，最適宜到河邊、湖畔、林蔭路等安靜的地方散步放鬆。

　　另外，屬於陰虛內熱的肝病患者，常有口乾舌燥、心煩易怒、手腳心發熱等不適，這是久病耗傷肝津所致，可以採用赤腳散步的方法來自我保健。特別是可以選擇在鋪有鵝卵石的小徑上散步，這樣無形中能夠對足底穴位進行有益的刺激，可以起到保肝益陰，舒筋活血的作用。此外，在散步時還可以加入倒退走的鍛煉，這樣能夠讓腰椎骨骼、腓腸肌、背闊肌等得到必要的鍛煉，也能有效緩解因肝陰虛引起的腰膝酸軟、腿抽筋等症。

　　需要提醒的是，在散步時，有些人習慣背着手，這種姿勢不能充分活動身體各部位，也不利於身體放鬆，因此不能達到最好的運動效果。如果遇上有石子、坑窪路面，背手散步不能迅速平衡身體，很容易摔倒，因此要注意避免。另外還要注意，不能在剛吃完飯時就散步。飯後大量食物集中在胃內，需要大量消化液和血液來幫助消化，如果飯後立即散步，血液就會流至全身各部位，使得胃腸血液供應不足，影響消化，從而增加肝等消化系統負擔，易引發消化系統疾病等。因此，飯後應當稍作休息，再進行散步等運動。

按摩
幫你疏肝理氣

　　肝火旺盛給人們帶來了不少痛苦，有很多人出現了肝火旺的不適，就習慣去藥店買一些常見的中成藥「祛火」。但是，祛火藥只有吃得對症才能真正降火，而且「是藥三分毒」，長期或頻繁服用，會對腸胃造成一定的傷害。因此，單純依靠藥物去肝火是行不通的。那麼，有沒有不吃藥就能幫助泄肝火的方法呢？答案是肯定的，中醫按摩法就是一種很好的疏泄肝火的自我調理法。

持之以恆按摩，可除肝火

　　中醫按摩可以通過不同的手法，作用於特殊的經絡和穴位，通過力量大小、施力方向等的不同，起到清肝祛火、疏肝理氣的作用。在肝火旺盛的時候，可以採用下面這些簡單的按摩法來疏理氣機，幫助平抑肝火、恢復健康。

理三焦法

做法　① 坐或仰臥位，兩手四指交叉，橫置於膻中穴。
　　　　　② 用兩掌根按在兩乳內側，自上而下，稍用力推至腹股溝，共推20次。

分析　理三焦法從膻中自上而下至腹股溝，一方面可使肝經鬱滯之氣得以疏通，另一方面可使上逆之肝火得以下行，從而達到疏肝理氣、引火下行的目的。按摩的同時如果能夠配合勻長的逆腹式呼吸，按摩的效果更佳。該法尤其適合肝氣鬱滯、肝火上炎引起的胸脅疼痛、煩躁易怒、頭暈、目赤等症。

擦膻中穴

位置 膻中穴位於人體胸部，兩乳頭之間連線的中點處，取穴時可採用正坐或仰臥的姿勢，即可找到膻中穴。

做法 ① 坐位，將兩掌重疊，置於膻中穴處。
② 用手掌的大魚際部緊貼膻中穴，上下擦動30次。

分析 膻中是重要的保健穴位，可調理全身的氣機，通過擦動膻中穴，鬱結的肝氣可得到疏解，有助於緩解肝火旺引起的頭暈目眩、煩悶易怒、胸脅疼痛、咳喘、吐逆等病症。

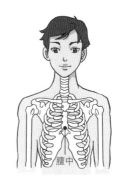

膻中

撥陽陵泉穴

位置 陽陵泉穴位於膝蓋斜下方，小腿外側之腓骨小頭稍前凹陷中，取穴時應採取側臥或仰臥位，是足少陽膽經上的重要穴道。

做法 ① 坐位，兩手拇指分別按置於兩側陽陵泉穴。
② 先按揉陽陵泉穴1分鐘，再用力橫向彈撥穴位處的肌腱3至5次，以有酸麻感為佳。

分析 通過按摩陽陵泉穴位有助於疏通膽經，而肝膽互為表裏，因此也可以達到疏解肝鬱、平抑肝火的目的。對於肝陰虛引起的腿抽筋、酸軟等多種問題也都有一定的緩解作用。

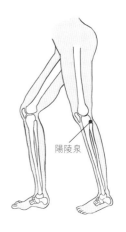

陽陵泉

寬胸法

做法 ① 坐位，用右手從右乳上方適當用力拍擊，並漸漸拍至左乳上方。如此左右往復拍擊10次。
② 以兩手掌交叉緊貼乳上，橫向用力擦動20次。
③ 以兩手掌虎口卡於兩腋下，由上向下推擦，以肋間感到發熱為度。

分析 乳房和腋下正是肝經循行之處，寬胸法採用拍擊或推擦胸部的方法使肝經鬱積之氣得以疏散，有助於消除情志抑鬱而引發的肝火，從而可以有效緩解失眠、胸悶、胸脅疼痛、煩躁等症。

點揉承山穴

位置　承山穴位於小腿後面正中，委中與崑崙穴之間，是人體足太陽膀胱經上的重要穴道，當伸直小腿或足跟上提時，腓腸肌肌腹下出現的尖角凹陷處即是，取穴時需要採用俯臥的姿勢。

做法　① 坐位，兩手食指分別按置於兩側承山穴。
　　　　② 用食指點揉承山穴3至5分鐘，感到穴位處有脹痛感為好。

分析　按摩承山穴有舒筋活絡，改善肝陰虛引起的腿痛、腿抽筋、腰背酸痛等功效。

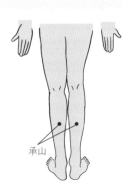

承山

按揉三陰交穴

位置　三陰交穴，顧名思義，就是指肝、脾、腎三條陰經交會處所在，位於小腿內側，足內踝上緣三指寬，在踝尖正上方脛骨邊緣凹陷中。

做法　① 用熱水浸泡雙足和小腿肚，使肌肉感覺鬆弛舒適。
　　　　② 用食指用力按揉兩側三陰交穴5分鐘。也可以按照按揉陽陵泉穴──點按承山穴──按揉三陰交穴的順序依次進行按摩，效果更好。

分析　通過按摩三陰交穴，能夠調動肝、脾、腎三經的經氣，使氣血運行順暢，能夠很好地保養肝等臟腑，從而可以緩解肝陰虛引起的腰腿酸軟、抽筋以及其他多種不適。

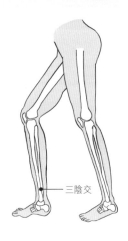

三陰交

推肝經

做法 ① 將食指伸直，用另一隻手的拇指和食指從指尖向指根方向推5分鐘。然後
換手進行。

② 用一隻食指在另一隻食指的末節螺紋面上按順指針方向旋轉推動，連續做
5分鐘，再換手進行。

分析 肝經在食指末節的螺紋面上，由指尖向指根方向直推或按順時針方向旋轉，
可促使肝經氣血通暢，有助於旺盛的肝火外泄，內毒外發，對於肝火旺盛引
起的煩躁不安、五心煩熱、口苦、咽乾等有一定的緩解作用。

　　若認為取穴困難，簡單如揉腹也是一種很好的按摩法，通過按揉腹部，
使鬱積在體內的氣機疏散，因而在一定程度上可以起到疏肝理氣的作用。

　　具體操作時要注意讓全身放鬆，呼吸均勻；然後取仰臥姿，將左手手
心按在腹部肚臍上方，右手疊放在左手上；然後先按順時針方向繞臍揉腹
50次，再逆時針方向按揉50次。

　　每天堅持按摩，能夠讓人心平氣和，血脈流通，旺盛的肝火也會漸漸
消除。

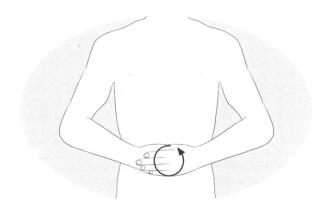

四季降火：春天陽氣聚飲食降肝火

　　春季，是指從立春之日起，到立夏之日止，期間包括了立春、雨水、驚蟄、春分、清明、穀雨等六個節氣。在生機盎然的春季，人體各項功能順應時氣的變化，也變得活躍起來。隨着自然界的陽氣升聚，體內的熱氣也會隨之引動，出現各種肝火旺盛的不適，如長痤瘡、易發脾氣、失眠等。由此可見，在春季人們特別需要注意清肝降火，保證肝氣正常的生發、順調，才不至於造成全身氣機紊亂，引發更加嚴重的疾病。我們可以從春季的飲食方面着手，注意調理。

少吃酸味食物，多吃甘甜食物

　　春季是肝氣旺盛的季節，而肝氣過旺會影響到脾，容易出現脾胃虛弱的病症。而多吃酸味的食物，更會使肝功能過分亢盛，所以應當注意少吃味道酸澀的食物。食用甘甜的食物可以幫助脾胃抵擋肝氣的侵犯，唐代著名的醫學家孫思邈認為，春七十二日，省酸增甘，以養脾氣；明代高濂《遵生八箋》中也記載：「當春之時，食味宜減酸增甘，以養脾氣。」意思就是說，春季肝旺之時，要少食酸性食物，否則會使肝火更旺，傷及脾胃。所以在春季應要注意多吃些穀類、蔬果類等味甘食物。

少吃溫熱食物，多吃寒涼食物

春季肝火旺盛，要注意少吃溫熱的食物，以免肝火越燒越旺。像溫熱性質的核桃、板栗、松子等最好少吃或不吃，而可以適當吃一些寒性、涼性、平性的食物，比如大麥、小麥、綠豆、杏仁、薏米、蕎麥、紅小豆、黃豆、冬瓜、絲瓜、苦瓜、芹菜、茄子、黃花菜、油菜、菠菜、白菜等。

選擇滋陰、疏肝、養血的食物

春季降肝火還要注意辨清不適，肝火有虛實之分，對於肝氣鬱結等所引起的實火，適當吃一些寒涼的食物有助於降瀉肝火；但對於肝陰虛引起的虛火，就不能盲目進食寒涼的食物，否則不但無法平抑肝火，還可能傷及脾胃功能。因此，肝陰虛火旺的人應多吃些有助於滋陰養血疏肝的食物。如鴨血性平，營養豐富，可養肝血，幫助肝功能恢復正常，是春季保肝的佳品。又如菠菜是春天的應時蔬菜，具有很好的滋陰潤燥、疏肝養血等作用，對春季因肝陰不足所致的高血壓、頭暈、糖尿病、貧血等都有較好的輔助緩解作用。

選擇補肝、養肝的食物

中醫有「以形補形」的說法，是說用動物的五臟六腑來緩解人體對應的器官的疾病。根據這種說法，想要補肝、養肝、去肝火，就可以食用一些動物肝之類的食物，比如豬肝、雞肝等動物肝。春季食用能夠達到補肝養血、清熱明目等功效，對於肝陰虛引起的雙目紅赤、視物不清等都有一定的緩解作用。有因肝陰虛火旺而引起的目赤、視物不清的病人應多吃。不過由於肝是動物的解毒器官，可能含有各種毒素，所以食用時一定要選擇新鮮、健康的動物肝，並要注意將肝內的有害物質處理乾淨。一般來說，從市場購買的動物肝需要用水浸泡3至4小時才能烹飪食用。並且烹飪時要充分加熱，使之徹底熟透，不可半生食用。

讓你速效祛肝火的飲食精選

【祛肝火食療方】

菠蘿苦瓜汁

材料　菠蘿1個，苦瓜1條，蜂蜜適量

做法　1. 把菠蘿削皮、洗淨、切成小塊。苦瓜徹底洗淨，去籽，切塊。

　　　　2. 把菠蘿、苦瓜一起放入果汁機，打碎成果汁即可。

溫馨提示：苦瓜性寒，有清熱祛火、涼血明目的功效，而菠蘿性味甘平，有清熱利尿的功效，很適合肝陽上亢的高血壓病人食用。

紅蘿蔔蘋果汁

材料　蘋果2個，紅蘿蔔4條，檸檬汁、蜂蜜各適量

做法　1. 將蘋果、紅蘿蔔洗淨，分別切成小塊。

　　　　2. 把蘋果、紅蘿蔔分別放入果汁機，打碎成果汁。

　　　　3. 將兩種果汁混合、過濾去渣滓，加入檸檬汁、蜂蜜調勻即可。

溫馨提示：紅蘿蔔性味甘平，有補肝明目、清熱解毒等功效，而蘋果有消渴、除煩、解暑等功效，很適合肝火旺盛的人食用。

薏米白菜湯

材料　白菜300克，薏米20克，食鹽適量

做法　1. 將材料洗淨，把白菜切成段。

　　　　2. 將薏米加清水煮約半小時，再加入白菜煮熟，加食鹽調味即可。

溫馨提示：這道菜具有清熱除濕、降低血壓的功效，對於高血壓等病有一定的輔助緩解作用。

馬蹄雲蔭湯

材料　海蜇皮30克，馬蹄60克

做法　1. 把材料洗淨，馬蹄去皮、切片。

　　　　2. 將馬蹄、海蜇皮加適量水煮湯。

溫馨提示：馬蹄是寒性的食物，有清熱祛火、化痰明目等功效，配合海蜇皮食用，可用於防治陰虛陽亢型的高血壓。

豬肝菊花湯

材料　豬肝100克，鮮菊花10朵，植物油、食鹽、料酒各適量

做法　1.把食材洗淨，豬肝切成薄片，用料酒、食鹽醃一會兒。

　　　2.把菊花加適量清水煮約5分鐘，再放入豬肝，煮約半小時即可。

溫馨提示：豬肝能補肝、明目、養血，菊花有清熱祛火的功效，對於肝火上炎引發的目赤紅腫、頭暈眼花等有較好的療效。

絲瓜豬肝瘦肉湯

材料　豬肝100克，瘦豬肉50克，絲瓜500克，薑、料酒、食鹽各適量

做法　1.將絲瓜洗淨、去皮、去瓤、切塊。將豬肝、豬肉洗淨、切片，用料酒、食鹽醃入味。

　　　2.將絲瓜、薑片放入適量清水中煮開，再放入豬肉、豬肝，煮熟加食鹽調味即可。

溫馨提示：絲瓜有清涼、利尿、解毒等功效，和豬肝同用，對肝火旺盛引起的眼睛腫痛、頭暈眼花、心煩口渴等有一定療效。

綠豆海帶湯

材料　綠豆200克，海帶100克，冰糖適量

做法　1.把綠豆、海帶洗淨，綠豆用清水浸泡備用，海帶切成段。

　　　2.將綠豆加適量清水煮約20分鐘，再加入海帶，繼續煮約1個小時後，加入冰糖調味即可。

溫馨提示：綠豆性涼，海帶性寒，兩者同食，有清肝降火、清熱解暑的功效，對於肝火旺盛引起的頭痛、口乾、口苦、視物模糊、高血壓等有一定療效。

蓮藕山藥湯

材料　山藥2條，蓮藕1條，桂花10克，冰糖適量

做法　1.把山藥、蓮藕洗淨，切成薄片，放入清水中浸泡。

　　　2.蓮藕片加入適量清水，煮約20分鐘後，加入山藥續煮20分鐘。

　　　3.倒入桂花，攪勻後用小火煮5分鐘，加冰糖調味即可。

溫馨提示：蓮藕有清熱、生津、涼血的功效，和性味甘平的山藥同吃，有平肝火的功效，對多種肝病、便秘等也有防治作用。

田螺荷葉湯

材料　田螺500克，荷葉50克，料酒、薑、大葱、食鹽、麻油各適量

做法　1.將材料洗淨，把田螺肉清理乾淨，切成薄片，荷葉撕成小塊。

2.將荷葉、田螺、薑片、葱段、料酒同放入沙鍋內，加入適量清水燉煮，熟後加入精鹽、麻油即可。

溫馨提示：田螺有清熱利水、除濕解毒的功效，加入性涼的荷葉，清肝火的效果更佳，可緩解肝火旺盛引起的眼睛腫痛、頭痛眩暈、心煩易怒等症。

菠菜粥

材料　菠菜、大米各100克

做法　1.將菠菜洗淨，用開水焯一下，撈出晾涼後切碎。

2.將大米洗淨，加適量清水煮成粥，再下入菠菜攪勻，煮開即可。

溫馨提示：菠菜具有滋陰潤燥、疏肝養血的功效，對因肝陰不足所致的高血壓、頭暈等症都有較好的輔助緩解作用。

茭白筍香菇肉粥

材料　茭白筍100克，瘦豬肉50克，鮮香菇30克，大米100克，食鹽適量

做法　1.將茭白筍、香菇洗淨、去皮、切絲，將豬肉洗淨，用絞肉機絞碎。

2.把大米洗淨，加入茭白筍、香菇和適量清水煮粥。

3.粥熟後加入肉碎攪勻，再次煮開，加入食鹽調味。

溫馨提示：茭白筍性寒，有清熱、生津、止渴等功效，並且可以用於防治黃疸型肝炎和高血壓病，和香菇一起食用，有助於緩解肝陽上亢引發的多種病症。

桑椹粥

材料　鮮桑椹60克，大米100克，冰糖適量

做法　1.將桑椹、大米洗淨。

2.桑椹、大米加適量清水煮粥，粥熟後加冰糖調味。

溫馨提示：桑椹性寒，具有滋補肝陰的功效，有助於緩解肝陰虛引起的頭暈眼花、失眠多夢、耳鳴腰酸等症。

青瓜拌蜇皮

材料　海蜇皮300克，青瓜200克，火腿10克，雞肉25克，紅辣椒、青辣椒、蒜頭、
　　　　白砂糖、醬油、醋、食鹽、麻油各適量

做法　1. 將材料洗淨，切絲。海蜇皮用食鹽醃透，放入熱水中焯一下。

　　　　2. 把蜇皮、火腿絲、雞肉絲、青瓜絲、青紅椒絲放入碗內，加入配料拌勻即成。

溫馨提示：海蜇含有人體需要的多種營養成分，有清熱、化痰等功效，對高血壓等有
一定的緩解作用。

清爽西蘭花

材料　西蘭花200克，紅蘿蔔100克，食鹽、麻油各適量

做法　1. 將西蘭花洗淨，切成小朵，用開水燙熟，過冷河，瀝乾水分。將紅蘿蔔洗淨，
　　　　切成菱形片。

　　　　2. 將西蘭花、紅蘿蔔片加適量食鹽拌勻，淋上麻油即可。

溫馨提示：西蘭花營養豐富，有滋陰潤燥、疏肝養血的功效，適合肝火旺盛的人食用。
在汆燙西蘭花時，時間不宜過長，否則西蘭花失去脆感，會影響口味。

木耳炒西芹

材料　浸發木耳、西芹各100克，燈籠椒30克，蒜、植物油、食鹽、白糖、生粉各
　　　　適量

做法　1. 把材料洗淨，木耳撕成小朵，西芹、燈籠椒切條。

　　　　2. 把木耳、西芹加適量清水稍煮。

　　　　3. 把燈籠椒條、蒜瓣下油鍋略炒後，下入木耳、西芹翻炒，加入食鹽、白糖
　　　　調味，用生粉勾芡即可。

溫馨提示：西芹性涼，有清肝火的功效，而木耳性平，有涼血、活血的功效，兩者同
用，可有效緩解肝火旺盛引起的高血壓、眩暈、頭痛、眼睛腫痛等症。

蝦米煮冬瓜

材料　冬瓜500克，蝦米50克，植物油、料酒、生粉、葱、薑、食鹽各適量

做法　1. 將冬瓜去皮、去瓤，洗淨後切片，用食鹽稍醃。將蝦米用清水泡軟。

　　　　2. 油鍋中下入葱、薑炒香，加入小量清水，下入料酒、食鹽、蝦米，燒開後
　　　　下入冬瓜片，燒熟後，用生粉勾芡即可。

溫馨提示：冬瓜性微寒，能清熱祛火、消渴除煩，適用於肝火引起的高血壓等症。

馬蹄肉丸湯

材料　馬蹄500克，瘦肉餡500克，紅蘿蔔1條，蔥薑適量，芫荽15克，胡椒粉、糖、料酒、鹽適量

做法　1. 馬蹄洗淨去皮，切成小塊；紅蘿蔔切成與馬蹄大小相當的小塊；瘦肉餡和水按2：1的比例，加蔥薑末、胡椒粉、鹽、糖、料酒，調成上筋的肉餡。

　　　　2. 燒一鍋滾水，下入馬蹄、紅蘿蔔粒煮滾。

　　　　3. 把肉餡氽成丸子，下入鍋中。

　　　　4. 肉丸全部漂起後，再繼續煮5分鐘，最後加芫荽、鹽、胡椒粉調味即成。

溫馨提示：馬蹄性味甘寒，功效清熱化痰、生津開胃、明目清音、消食醒酒。可用於熱病煩渴、痰熱咳嗽、咽喉疼痛、小便不利、便血、疣等症。

【清肝火茶療方】

菊花茶

材料　野菊花15克，冰糖適量

做法　將野菊花用開水沖泡10分鐘，加入少許冰糖即可。

溫馨提示：菊花性寒、味甘，有平肝、明目等功效，代茶飲可用於防治肝陽上亢引起的頭暈腦脹、耳鳴、目赤、目眩等不適。

菊槐花茶

材料　菊花3克，槐花3克，綠茶3克

做法　將材料洗淨，瀝乾水，一同放入茶壺內，用開水沏泡10至15分鐘，即可飲用。

溫馨提示：槐花性涼味苦，有清熱涼血、清肝瀉火、止血的作用。從成分上來看，槐花含有蘆丁、槲皮素、槐二醇、維生素A等物質，與菊花同用，明目效果更佳。

枸杞菊花茶

材料　枸杞子6克，鮮菊花10克

做法　將枸杞子、菊花洗淨。枸杞子加適量清水煮30分鐘，再加入菊花後煮5分鐘即可。

溫馨提示：枸杞子對於治療肝陰虛有很好的療效，和菊花一起代茶飲，可緩解肝陰虛引起的頭暈腦脹、視物模糊等不適。

夏枯桑菊飲

材料　夏枯草、桑葉、白菊花各10克

做法　將夏枯草、桑葉洗淨，用適量開水泡10分鐘，加入適量清水煮約半個小時，
　　　再放入白菊花煮約5分鐘即可。

溫馨提示：夏枯草、桑葉、菊花都有清熱、平肝、降火等功效，三者一起代茶飲，可
以有效緩解肝陽上亢引起的多種不適，並有降血壓等功效。

茵陳金銀花茶

材料　金銀花、茵陳各10克，蜂蜜適量

做法　將金銀花、茵陳洗淨，加入適量的水，浸泡半小時後，加水再煮半小時，用
　　　蜂蜜調味即可。

溫馨提示：茵陳性微寒，能清熱、退黃疸。金銀花性寒，能清熱、解毒，兩者一起代
茶飲，可有效預防肝火上升。

玫瑰花茶

材料　乾玫瑰花瓣10朵

做法　用開水沖泡玫瑰花瓣，加蓋悶10分鐘即可。

溫馨提示：玫瑰花性質溫和，有很好的理氣解鬱、活血散瘀的功效，對於肝氣鬱結引
起的多種不適有效。

苦丁茶

材料　苦丁3至5克

做法　用開水沖泡苦丁，加蓋4至5分鐘即可。

溫馨提示：苦丁有清熱、祛火、生津、止咳等功效，肝火旺的人喝苦丁茶，可有效緩
解急躁易怒、頭暈脹痛、面紅目赤、口苦口乾等不適。但由於苦丁茶性質大寒，所以
長者、產婦及身體虛弱的人都不宜飲用。

蓮芯甘草飲

材料　蓮子芯、生甘草各3克

做法　將材料洗淨，放入容器中，加入開水沖泡代茶飲。

溫馨提示：蓮子有清心、安神、降壓的功效，甘草有清熱解毒、調和藥性的功效，對
患有肝火旺盛引起的高血壓等非常適用。

第**3**章

心火慢慢除.................

中醫理論中，心為「君主之官」，有統率全身臟腑、經絡、形體、官竅的生理活動和主司精神、意識、思維、情志等心理活動的功能。心氣充沛、陰陽協調能推動血液運行而濡養全身，使心神靈敏不惑。人體一旦出現心火旺盛的情況，不僅引起心的生理功能失常，還會累及其他臟腑，出現心煩、躁動不安、失眠、口渴、口舌生瘡、尿黃、小便短赤等諸多不適。「病由心生」，想讓身體感到通暢，就要學會一些清心瀉火的辦法。

什麼是「心火」？

　　中醫理論將人體五臟與五行相互聯繫、對應。心五行屬火，為火臟，當人體出現心神不安、失眠煩躁、口舌糜爛、小便短赤等心經絡屬諸臟腑的病理表現時，就是心火旺盛導致機體調節失常所致。

身體的警號，徵狀逐個捉──心火

（1）非常容易長口瘡，且舌尖顏色鮮紅。

（2）經常口渴，喝多少水都覺得不夠。

（3）臉色經常突然變得通紅發暗。

（4）時常感覺胸口發熱、發悶。

（5）總是沒有原因的情緒煩躁。

（6）經常失眠，夜間覺得渾身燥熱。

（7）長期便秘，用各種辦法治療效果都不明顯。

（8）小便時有炙熱感，尿液顏色焦黃。

（9）皮膚易發瘡瘍，患處有面積較大的紅腫，痛感強烈。

（10）心臟很健康，但時常感覺自己有陣發的心跳頻率過快。

　　以上各項，如果達到5項以上，就說明您的身體處於心火旺盛狀態。

心火游移，上下不適

一、心火亢盛，氣血紊亂

　　心位於胸中，心火亢盛時，人會感覺心胸部煩悶發熱；心主神明，火熱干擾心神會加重失眠、煩躁不安等不適，甚至會讓人變得躁動狂亂、神志不清；心主血脈，心火亢盛時，氣血運行紊亂，可能引起吐血、流鼻血等不適。

二、心火上炎，口舌生瘡

　　心火循心經上炎，會引起身體上部的一些不適，最明顯的就是口舌生瘡，另外還會有唇色泛紅、舌尖紅絳、面紅口渴、口苦唇熱、額頭長痘等多種不適。

三、心火下移，影響小腸

　　中醫認為心與小腸互為表裏，經絡相通，心火如果下移到小腸，可能引起小便短赤、灼痛、尿血等不適。

心火旺盛，情志失衡是主因

　　誘發心火的原因有很多，其中固然有飲食不當和生活習慣不佳等方面的因素，如過食辣椒、桂皮、芥末、香芹、花椒等辛熱類食物，以及鹿茸、人參等溫熱的補品等。但更為重要的，還是情志方面的因素。

　　中醫常說：「心為君主之官」、「精神之所舍」。情志的異常變化，首先就會影響到心的正常功能，並可化生心火，乃至引發嚴重的疾病，其中以過喜、大驚這兩類情志變化對心的危害最大。過度喜悅、興奮，會使心氣

散亂，精神不能集中，並且還會影響到同屬上焦的肺。過度驚慌、恐懼會使心氣紊亂，甚至會出現神志錯亂的不適。而當心火滋生後，又會干擾心神，讓情志更加不穩，由此形成惡性循環。

調整心態，心病Goodbye ！

既然心火旺盛主要與情志不調有關，那麼想要克服心火，就得學會調節情志。

不要思慮太多不必要的事情，以免讓情志受到影響，點燃了那股無形的心火。俗話所說的「心靜自然涼」，只有讓情志穩定，心境平和，才可發揮人體低層次功能的作用，如免疫系統啓動、胃腸正常蠕動、血管自然舒張等，才能使人處於不上火的健康狀態。

「心病」誘發疾病的說法，有沒有科學根據？

現代醫學通過大量的科學研究發現，疾病中70%的病屬於「心身疾病」，與情緒心理有着直接的關係。也就是說，思慮太多會導致疾病。在同樣的外因條件下，一個人是否生病主要在於內因。若心事重重、思想複雜，受到情緒影響留下的痕迹就越重，對身體的影響也最大；反之，對身體影響就會越小。所以說，心寬的人比「心重」的人身體更健康。

我國古代養生方式雖然與現代醫學有所不同，但都強調少思、靜心，並將其作為養生的法寶。唐代著名醫學家孫思邈十分注重養生之道，他主張「少思、少念、少慾、少事、少語、少笑、少愁、少樂、少喜、少怒、少好、少惡」，被後世傳為佳話。《黃帝內經》中也有云：「恬淡虛無，精氣從之，精神內守，病安從來」，意思是只要少想事，心中寧靜，疾病就不會發生了。

　　由此看出，要想擁有健康，就應盡量避免「病由心生」，凡事千萬別想得太多，更不能終日胡思亂想、鑽牛角尖，遇到生活中的利益得失等種種困擾，要學會調整心態，踏實度日，始終保持豁達樂觀、喜樂無愁的情志狀態，如此方能平心祛火、氣血勻和、陰平陽祕，才能健康長壽。

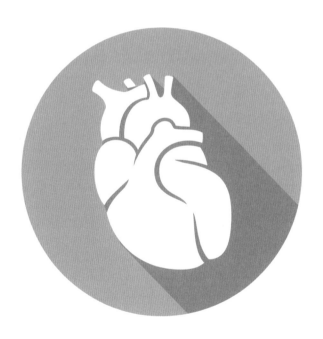

心火旺盛
口腔問題多

中醫講，「心開竅於舌」，也就是説心上的問題往往會在舌上表現出來。當心火旺盛，火氣上行，就會引發舌頭生瘡、口苦唇熱等上部身體的不適。

心火上炎令你口腔潰瘍

口腔潰瘍是我們非常熟悉、容易反復發作的一種頑固的口腔疾病，中醫將其稱為「口瘡」。當舌尖、舌前緣有口瘡的時候，往往是心火造成的，一般會伴有心煩、口渴、睡眠不安、舌苔發黃等不適。口腔潰瘍一方面是外界氣候乾燥、炎熱，導致心肺津液耗傷引發心火上炎所致，另一方面則和思慮過度、心煩不安以及激烈的情緒刺激有關。此外，過量進食辛熱食物、過度疲勞等也會誘發心火，引起口瘡。

清心降火，口瘡不再

對於心火上炎引起的口瘡，我們應當以清心降火為首要原則，從調節情志、改善飲食、作息習慣等方面來進行防治。比如要注意調節緊張、焦躁的情緒，保持充足規律的睡眠等。飲食上應以清淡為主，少吃肥甘厚味、辛辣、溫燥的食物，多吃些清涼瀉火的食物。

口腔潰瘍一般在1至2周自行痊癒，但是由於患病後疼痛異常，給進食、吞咽帶來了很多不便，所以也可以遵醫囑適當選用西瓜霜噴劑、雲南白藥等藥物來減輕疼痛、促進痊癒。需要注意的是，在外敷或噴藥之前，應當先用漱口水清洗口腔，特別是潰瘍的部位，這樣才能把食物殘渣、唾

液等漱去，方便藥物直接黏附在潰瘍面上，達到最佳緩解效果。而且為了藥效正常發揮，用藥後半個小時內最好不要進食、飲水。

紅唇迷人可能是心火盛！

心火是否旺盛，嘴唇就能作為一個「指示燈」。嘴唇外只有一層黏膜覆蓋，血液供應又十分豐富，如果心火旺盛，極易造成火氣上行，使氣血過熱，原本紅潤的唇色就會變深。而且，一般來說，嘴唇顏色越向着深紅發展，就表示心火越旺。

這種情況往往是由於飲食中的熱量過高，或者由於亂吃補品、補藥如人參、大棗等，尤其是亂吃大補元氣的藥，導致上焦和中焦積聚了許多過剩的熱所致，一般只要停藥並適當運動，這種過剩的積熱就會慢慢消耗下去，過於鮮艷的唇色也會逐漸恢復正常。

不過唇色過紅也有情緒方面的因素，如整天心急火燎，忙得焦頭爛額，遇到不順心的事情鬱悶，怨天尤人，以致心神難安，也會引發心火，出現唇色發紅、口乾舌燥等狀態。有這類情況的人除了要保持充足的睡眠，放鬆心情外，還可以適當食用一些有清心、降火作用的藥材或食物，並要注意隨時補充水分，以冷卻體內燥熱，促進表皮循環，改善過於鮮艷的唇色。

「搖頭擺尾」
保健法

　　我國的傳統健身功法中，有一段被習稱為「搖頭擺尾」的健身動作，對袪除心火極有幫助。它的動作要領特別強調放鬆，放鬆是由內到外、由淺到深的鍛煉過程，使形體、呼吸、意念輕鬆舒適無緊張之感，這樣能夠使頭腦保持清醒，有助於緩解心火上炎引起的煩躁不安。

「搖頭擺尾」保健動作

具體做法：

1. 兩足分開，與肩等寬，屈膝半蹲成騎馬狀的姿勢。
2. 兩手張開，虎口向內，扶住大腿前部。
3. 頭部及上體前俯，做圓環形轉搖，看上去好像是做頭部鑽圈的動作。
4. 轉動數圈後再反方向轉腰，在轉腰的同時，要適當擺動臀部，使整個軀幹做蛇形的左右擺動，左右各重複做15至30次。
5. 緩緩收功，散步1至3分鐘，再活動四肢，按摩頭面，使身體盡量放鬆。

溫馨提示：

在使用這套動作進行鍛煉時，一定要配合均勻的呼吸，呼氣時可以雙手輕掐腰部，徐徐向下擦動，這樣可以引導體內瘀滯的氣血緩緩下降。另外，呼吸時還可以適當延長呼氣的時間，以更好地消除神經系統的興奮，袪除心火。

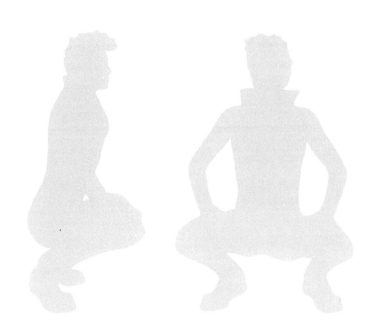

鍛煉「搖頭擺尾」保健法時，緊記屈膝半蹲，兩手扶住大腿前部。

　　「搖頭擺尾」保健法有助於緩解因心火旺盛而引起的心煩、心悸、失眠、口舌生瘡、小便赤黃等不適。初學「搖頭擺尾」保健法的人，要做到動作協調、標準比較困難，所以練功時最好在專業人士的指導下進行，務必使姿勢與方法合符標準。但也應注意練習時不必過於苛求，更不要刻意達到某種境界，結果反會造成氣滯血瘀，導致精神緊張。同時，對呼吸的方法也要靈活運用，不可生搬硬套，如氣息不暢應隨時進行調節。

　　總之，練習「搖頭擺尾」保健法不可能一蹴而就，應該在長期練功過程中逐漸體會，直到真正把握要領。

清心袪火的
穴位按摩法

　　心火旺盛的時候，人會覺得煩躁不安，如果不進行及時的調養，心火越燒越旺，就會引起失眠、口舌生瘡、渾身乏力、頭昏腦脹等，而且還會遷延影響到胃腸等其他肺腑，導致出現各種各樣的健康問題。為了防止出現這種情況，除了加強飲食、作息調養外，還可以通過簡單的穴位按摩法來調整全身氣血運行，從而達到清心火、降心氣的目的。

重點按摩，緩解心火

按壓勞宮穴

位置　勞宮穴位於手掌心，當第2、3掌骨之間偏於第3掌骨，握拳屈指的中指尖處，是心包經的一個穴位。

做法　① 雙手對擦，感覺到手心處微微發熱。

　　　　② 用兩手拇指互相按壓勞宮穴，以穴位處有酸痛感為佳。

分析　勞宮穴五行屬火，具有清心火、安心神的作用。因心火亢盛引起的失眠、神經衰弱、煩躁易怒的人可以嘗試按壓勞宮穴，按壓的時間可以自己把握，堅持進行就能達到清心袪火、幫助睡眠的目的。

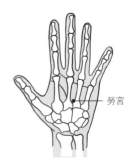

勞宮

掐捏少府穴

位置　少府穴在手掌面，第4、5掌骨之間，握拳時，當小
指尖處，是心經的一個穴位。

做法　雙手對掐少府穴，以穴位處有刺痛感為宜，連續進行
3至5分鐘即可。

分析　少府穴五行屬火，具有發散心火的作用。覺得自己火
氣大並發現有舌尖紅、口乾、身體潮熱、難以入睡等
不適，可以嘗試掐捏少府穴。

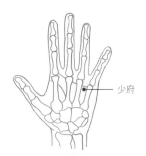
少府

點按神門穴

位置　神門穴在腕部，腕掌側橫紋尺側端，尺側腕屈肌腱的
橈側凹陷處，是心經的一個穴位。

做法　① 用大拇指端偏峰對神門穴進行有節奏的點壓按摩，
力度先輕後重，以穴位處有略微酸、麻、脹的感覺
為佳。
② 連續點按神門穴4至5分鐘，可用較輕柔的力度再
輕柔神門穴3至5分鐘。

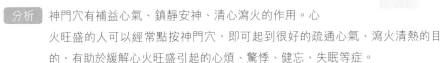
神門

分析　神門穴有補益心氣、鎮靜安神、清心瀉火的作用。心
火旺盛的人可以經常點按神門穴，即可起到很好的疏通心氣、瀉火清熱的目
的，有助於緩解心火旺盛引起的心煩、驚悸、健忘、失眠等症。

彈撥極泉穴

位置　極泉穴位於腋窩頂點，腋動脈搏動處，是心經的
一個穴位。

做法　外展手臂，用食指、中指以比較柔和的力量彈撥
極泉穴，彈撥時會感覺到手指微微發麻，每次彈
撥10次即可。

分析　極泉穴有寬胸、寧神、去心火的作用。心火較旺，
有口乾舌燥、煩渴異常、老想喝水的人可以試試
彈撥極泉穴，能夠有效緩解不適。

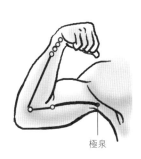
極泉

點按外關穴

位置　外關穴位於前臂背側，當陽池與肘尖的連線上，腕背橫紋上 2 寸，尺骨與橈骨之間，屬於手少陽三焦經。

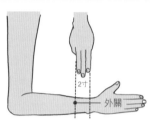

2寸

外關

做法　用大拇指端偏峰針對外關穴進行有節奏地點壓按摩，可連續點按 3 至 5 分鐘。

分析　外關穴有清熱、除煩、去心火、通經絡的作用。心火旺盛的人可以嘗試點按外關穴，有助於祛除心火，讓身體獲得通暢的感覺。

按揉行間穴

位置　行間穴位於足背側，當第 1、2 趾間，趾蹼緣的後方赤白肉際處，屬於足厥陰肝經。

做法　用中指指尖有節奏地按揉行間穴，可連續進行半分鐘。

分析　行間穴有清熱祛火的功效。因心火旺盛而引起口腔潰瘍、鼻出血、舌尖起疱等不適的人適合多揉行間穴來消火。

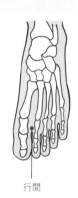

行間

推按太沖穴

位置　太沖穴位於足背側，當第 1 跖骨間隙的後方凹陷處，屬足厥陰肝經。

做法　用大拇指沿自下向上的方向從太沖穴向行間穴方向推按，每次按摩 5 分鐘。

分析　太沖穴有調整肝經氣血運行，除肝火、降心火的作用。在從太沖穴向行間穴按摩時，會感到兩穴位痛感漸漸消失，説明肝火、心火也在慢慢消除。

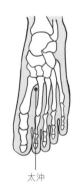

太沖

按摩神庭穴

位置　神庭穴位於頭部，當前髮際正中直上0.5寸，屬於
人體的督脈。

做法　① 用中指按壓神庭穴10次。

　　　　② 用中指沿順、逆時針方向分別揉按神庭穴20
　　　　　至30圈。

分析　神庭穴對神經系統有一定的影響作用。因心火亢
盛而引起失眠、頭昏腦脹的人不妨試試按摩神庭
穴，同時可以採用同樣的方法按摩兩眉中心處的印堂穴，可起到互相補益的
效果，令人感覺神清氣爽、精神振奮。

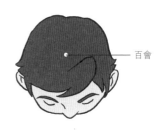

神庭

按摩百會穴

位置　百會穴位於頭部，當前髮際正中直上5寸，或兩耳
尖連線中點處，屬於人體的督脈。

做法　用手掌按順時針方向和逆時針方向各按摩百會穴50
圈，每天堅持按摩2至3次。

分析　按摩百會穴能夠緩解因心火亢盛引起的失眠、焦躁、
頭重腳輕等問題。

百會

利尿
讓心火降一降

　　我們可能都有過這樣體驗：當出現舌頭生瘡、口苦唇熱等明顯上火引發的不適時，都會很自然地多喝水、多喝湯。其實這樣做是很有好處的，不僅能夠為身體補充水分，消除乾咳、煩躁的感覺，更重要的是還能利尿排毒，達到去熱瀉火的目的。

　　對於心火來說，由於心與小腸互為表裏，排尿的過程可將心的火熱通過小腸泄瀉而出。這時再輔助以其他去心火的辦法，就能達到事半功倍的效果。

善用草藥，清熱下火

　　中藥淡竹葉、燈心草等有就有利尿的功效，將它們與其他有清熱下火作用的藥物合理搭配，就能有效去心火、除煩熱。像心熱煩躁、精神不安、舌紅少津這類心火亢盛的不適，就可以用苦竹與滋陰清心的麥冬、清熱生津的生地黃、清心除煩的蓮子芯等一起用開水沖泡後代茶飲；而有口舌生瘡這類心火上炎的不適時，除了淡竹葉、苦竹外，還可以搭配清熱解毒的金銀花、連翹以及清心除煩的丹參等服用；有小便黃赤、微微疼痛等心火下移的不適時，可以將淡竹葉、燈心草與同樣有利尿清熱作用的車前草、白茅根等搭配服用，都能取得良好的療效。

新鮮蔬果，利尿清火

除了上述這些藥材外，還可以選擇以下這幾類食物來利尿袪火。

一、西瓜

西瓜甘甜多汁，清涼解暑，是我們非常喜愛的一種水果。西瓜的清心利尿功效是不容忽視的，有心火旺盛引起口舌生瘡、小便黃赤、心煩鬱悶等不適的時候，吃西瓜可以起到很好的緩解作用。

西瓜可直接切開生吃，也可以用榨汁機榨汁飲用，還可以加入甜品、水果粥中食用，由於它含糖分不多，所以多吃也不會有肥胖的危險。但是糖尿病人吃過多西瓜會有血糖升高的危險，所以最好少吃或不吃。另外，很多人喜歡吃冷凍後的西瓜，雖然這樣解熱袪火的效果更好，但卻容易刺激、損傷脾胃，所以胃腸功能不佳的人不要常吃冷凍過的西瓜。

二、梨

梨的味道酸甜可口，食用能夠生津止渴、利尿通便、清心袪火。因心火旺盛而感到口乾舌燥的時候，通過吃梨能得到一定的緩解。而且梨對肺部、脾胃也有較好的滋補作用，因此有「全方位的健康水果」之稱。

吃梨帶皮吃效果更好，最好不要去皮，因為梨皮也有清心、潤肺、降火、生津等功效。需要注意的是，梨性偏寒，脾胃虛寒的人不要過量食用。

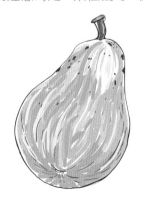

三、綠豆

綠豆有很高的食用價值，不僅有一定的利尿消腫的功效，還能清心祛火，對心火旺盛引起的心煩口渴、口舌生瘡、小便短赤等都有療效。

夏季天氣炎熱的時候，人們常會用綠豆煮湯或熬粥，以解暑熱。不過綠豆性質寒涼，脾胃虛弱的人不宜多吃，服用補藥的人也不宜食用，否則會降低藥效。另外有些人在煮綠豆湯時喜歡把綠豆皮撇出來扔掉，但是綠豆清熱之力還是在豆皮，這樣做無疑是一種浪費，因此建議留下豆皮一起食用。

四、百合

百合滋味清香可口，具有清心、安神、祛火、利尿、解毒等多種功效，心火亢盛引起煩躁、失眠、多夢、情緒不穩定等症狀，都可以通過食用百合來得到緩解。

食用時最好選擇新鮮的百合煮湯、蒸食，也可以搭配西芹、蘆筍等蔬菜清炒。但要注意，如果有手足發冷、倦怠乏力、小便多等陽虛不適的話，就不宜食用性涼的百合，否則會加重病情。

五、冬瓜

冬瓜是一種有利尿清火功效的蔬菜，最適合夏季食用，有助於緩解心火旺盛帶來的心胸煩熱、小便短赤、口舌生瘡等，而且還有消除水腫、幫助減肥等作用。

冬瓜的烹調方法很多，可以炒、煮、蒸、燉，製成各種各樣的佳餚食用。不過冬瓜性寒涼，不太適合脾胃虛寒、嚴重腹瀉的人食用，為了減輕冬瓜對脾胃的損傷，在烹調時可以適當加點生薑作為中和之用。

六、苦瓜

苦瓜味道雖苦，卻有極好的清心利尿降火的功效。心火旺盛的人食用苦瓜，能夠瀉去心中煩熱，清除體內毒素，而且苦瓜還能幫助消除疲勞，使人精力旺盛，神清氣爽。

苦瓜既可以生吃，又可以和其他蔬菜一起炒食，還可製成罐頭、醃菜等食用。需要提醒的是，苦瓜性偏涼，脾胃虛寒的人不宜食用。另外，苦瓜中所含的奎寧等可能會刺激子宮收縮，所以孕婦也要慎食，否則可能引起流產。

七、萵筍

萵筍味道清新、略帶一點苦味，有利尿、清心、除煩、增進食欲等多種功效，對於心火旺盛造成的失眠、情緒急躁等有很好的緩解作用。

萵筍的烹調方法很多，其嫩莖可以生吃或涼拌，也可以炒食、醃制。萵筍葉營養比嫩莖還高，對人體很有好處，所以烹製時不要把萵筍葉全部丟棄，可以挑選嫩葉做湯、炒食或涼拌。不過要注意的是，由於萵筍中所含的某種物質對視覺神經有一定刺激作用，所以視力不佳或是有眼疾的人要盡量少吃。

四季降火：夏日溫度高 吃走心中火

　　夏季，是指從立夏之日起，到立秋之日止。在一年四季中，夏季氣候最為炎熱，室內外的溫度急劇升高，人體內的陽氣在這個時候也最為旺盛，如此內外「夾攻」，人體內的「火」自然無法不旺。再加上心是對應夏季的，因此夏季容易滋生心火，讓人心煩意亂、口舌生瘡、難以入眠。夏季應當注意養心安神、清心祛火，才能及時消除不適，預防更加嚴重的疾病。

　　夏季應當如何從飲食上做好自我調養，以達到養心、降火的目的呢？

水分較多的蔬果，清暑清熱

　　夏季心火旺盛的人應當吃些含水量高的蔬菜和水果，這一方面可以起到利尿清熱祛火的目的，也能補充身體因大量出汗而損失的水分。適合夏季去心火食用的蔬菜水果有西瓜、甜瓜、草莓、蘋果、甘蔗、枇杷、桃、奇異果、檸檬、橙子、柚子、青瓜、冬瓜、綠豆芽、茄子、蓮藕、番茄、油菜、紫菜、草菇、香蕉等，這些蔬菜、水果富含營養，容易消化吸收，對身體很有好處。

　　不過需要提醒的是，如果本身腸胃功能就不好，那麼就不能因為貪涼而多吃冰鎮的水果，以免加重腸胃不適。另外即使腸胃功能健全，也不能過量食用寒涼的水果，否則也會引起消化不良、腹瀉等症。

食物味道帶苦，能緩解心火

中醫認為，苦味食物可入心經，起到降泄心火、安神消暑的功效，像苦瓜、油麥菜、萵筍等苦味食物以及茶、咖啡、啤酒等帶有苦味的飲料都很適合在夏季食用，可有效緩解心火亢盛引起的心煩、失眠、口渴、口苦、口瘡、小便短赤等症。值得一提的是，中醫所説的苦味並非僅僅指味道苦澀，比如苦瓜、油麥菜、萵筍、蓮子芯等都是味道苦澀的食物，而芹菜、絲瓜、馬齒莧、馬蹄等味道雖不苦澀，在中醫裏面卻也屬於是苦的範疇，也能起到降火的作用。

吃苦味食物雖可以幫助清瀉心火，但也不能過量食用，否則會損傷脾胃、耗傷陰液，特別是那些本來就屬脾胃虛寒或陰虛體質的人，食用大量苦味食物反而會損傷健康，導致嘔吐、腹瀉等，因此要注意減少食用量。

學會科學地補充水分

多喝水對去心火是很有幫助的，特別是在天氣炎熱的時候，還可以適當喝一些清熱消暑的菊花茶、綠豆湯、百合湯等，為身體補充水分。

不過夏季補水不可盲目。有的人習慣在出汗後大口牛飲，一次性喝下大量的水，這樣會增加胃的負擔，還會影響心臟功能，導致胃下垂、腳腫、氣急等。另外，很多人選擇用果汁、碳酸飲料來補水，但這些味道可口的飲料因為含有化學原料或過高的糖分，對人體有很多害處，遠不如白開水的補水價值好。所以夏季補水最好選擇乾淨的溫白開水，而且不要喝得過多過快，要小口淺酌，每天補充1000毫升左右即可。

吃冷飲、冰品，等同火上澆油！

夏季天氣炎熱易上火，人們大都喜歡以冷飲、冰品來消暑祛火，但是冷飲並不能達到清火的目的，而是把火包進身體裏，造成內熱積蘊，反而

會加重上火的不適。不僅如此，冰冷的食品還會刺激脾胃，引起噁心、嘔吐、腹瀉，嚴重時可能導致胃出血。特別是脾胃功能尚未發育完全的兒童和脾胃功能日漸衰退的長者，如果過量食用冷飲、冰品，對腸胃的損傷就更加嚴重。所以冷飲、冰品要適量少吃，不能過量，想要清心祛火還是要以補水、吃新鮮蔬果為主。

讓你速效清心火的飲食精選

【祛心火食療方】

西瓜番茄汁

材料　西瓜半個，番茄3個

做法　1. 西瓜洗淨、去皮、去籽。番茄用沸水燙過，晾涼後剝皮、去籽。

　　　　2. 將瓜瓤、番茄分別用果汁機打碎、絞汁，再將兩種果汁攪拌均勻即可。

溫馨提示：番茄有生津止渴、健脾消食等功效，與清熱降火的西瓜同用，可以有效緩解心火旺盛引起的口渴、煩躁、小便短赤等症狀。

五鮮汁

材料　鮮藕1塊，梨2個，蘋果2個，西瓜1個，馬蹄250克，白糖適量

做法　1. 將西瓜洗淨，去皮、去籽，把西瓜瓤用果汁機打成果汁。

　　　　2. 將馬蹄、鮮藕去皮，洗淨，切成細絲。將蘋果、梨洗淨，去皮、核，切成薄片，將藕、梨、蘋果、馬蹄一起放入果汁機打成果汁。

　　　　3. 將幾種果汁混合拌勻，加白糖調味即可。

溫馨提示：這道飲品集合了藕、梨、西瓜、蘋果、馬蹄幾種有清火去熱、生津解暑功效的水果，非常適合在炎熱的夏季食用，可有效消除旺盛的心火。

鮮藕蜂蜜飲

材料　鮮藕1條，蜂蜜適量

做法　1. 將鮮藕洗淨，用刮刀擦成絲，再用潔淨的紗布包裹，絞取汁液。

　　　　2. 將蜂蜜與鮮藕汁一起拌勻即可。

溫馨提示：藕性質偏寒，有清火去熱的功效，還可消食開胃、促進食欲，加入蜂蜜之後，還能有效緩解心火上炎引起的口舌生瘡等。

蓮子百合豬肉湯

原料　蓮子、百合各50克，瘦豬肉200克，薑、食鹽、料酒各適量

做法　1. 將蓮子用水浸發，把百合、瘦豬肉洗淨、切塊。

2. 將蓮子、百合、瘦豬肉加適量清水共煮，水開後加入薑、料酒、食鹽，燉約1小時即可。

溫馨提示：這道湯不但有安神的作用，還可潤肺滋陰、補養脾胃，對於心火旺盛引起的身體潮熱、失眠、心煩等都有療效。

冰糖蓮子湯

材料　蓮子500克，蜜棗10個，玫瑰花10克，冰糖適量

做法　1. 將蓮子加水浸發，去皮。把玫瑰花洗淨、撕碎。

2. 把蜜棗和泡好的蓮子加適量水蒸約半小時，加入冰糖、碎玫瑰花瓣，再蒸5分鐘即可。

溫馨提示：這道湯可以清心潤燥、養心安神，對於心火旺盛引起的煩躁不安、難以入睡等有一定療效。

三豆湯

材料　綠豆、赤小豆和黑大豆各10克

做法　1. 將材料淘洗乾淨。

2. 把材料加適量清水熬約半小時即可。

溫馨提示：赤小豆有清熱、利尿的功效，黑豆也有解毒、散熱的作用，和綠豆一起煮湯服用，可起到瀉心火、解煩悶的作用。另外黑豆也可以用有利水滲濕功效的薏米代替，更適合在天氣炎熱潮濕的夏季服用。

綠豆南瓜湯

材料　綠豆100克，南瓜50克，食鹽適量

做法　1. 將綠豆洗淨，用食鹽醃一會，再用清水洗淨。把南瓜洗淨後，起皮、切塊。

2. 將綠豆放入開水中煮約3分鐘，加入南瓜塊，煮到綠豆熟爛即可。

溫馨提示：這道湯有很好的清暑、利尿、降火、解毒的功效，非常適合夏季食用，還能起到預防中暑的作用。

金針菇油菜豬心湯

材料　豬心1個，金針菇20克，油菜50克，食鹽適量

做法　1.將豬心洗剖乾淨，用開水汆過。把油菜洗淨，金針菇浸發。

　　　　2.將豬心加清水煮約半小時後，取出晾涼後切成薄片。

　　　　3.將豬心片、金針菇、油菜下入清水中，煮沸，加食鹽調味即可。

溫馨提示：這道湯有利尿祛火的功效，而且豬心有很好的養心作用，能夠改善失眠多夢、心虛心悸、精神恍惚等不適。

蛋花空心菜清湯

材料　空心菜200克，雞蛋2個，植物油、食鹽、麻油、葱、薑、清湯各適量

做法　1.將空心菜摘洗乾淨，切成長的段。將雞蛋打散攪勻。

　　　　2.把薑、葱下入油鍋炒香，再放入空心菜略炒。

　　　　3.鍋內加入清湯、食鹽，燒開後淋上雞蛋液，攪拌均勻，最後淋上麻油即可。

溫馨提示：空心菜性涼，夏季食用可防暑解熱、清心祛火。而且空心菜富含食物纖維，能促進腸蠕動，起到通便解毒的作用。

赤小豆粥

材料　赤小豆50克，大米100克

做法　1.將赤小豆、大米洗淨。

　　　　2.把赤小豆加適量清水煮爛，再下入大米共煮為粥。

溫馨提示：赤小豆有利尿消腫的作用，心火旺盛的人食用可起到清心降火、通利小便的效果。

絲瓜粥

材料　絲瓜200克，大米100克

做法　1.將絲瓜洗淨，切片。把大米淘洗乾淨。

　　　　2.將大米加適量煮粥，粥半熟時加入絲瓜片，再煮至粥熟即成。

溫馨提示：絲瓜粥有涼血解毒、清熱祛火等功效，可用於緩解心火旺盛引起的心煩、口瘡、小便短赤等症，而且還有美容的功效，經常食用皮膚會更加光滑細嫩。

檸檬瓜條

材料　冬瓜500克，鮮檸檬1個，食鹽，白糖各適量

做法　1.冬瓜洗淨去皮，切成細長條。檸檬去皮、切片，榨汁，加入白糖。

2.將瓜條放入開水中燙至七成熟後，撈出放在涼開水中冷卻，再撈出，用食鹽醃一會兒。

3.將醃好的瓜條和檸檬汁拌勻後，放置約20分鐘，待瓜條充分入味後即可。

溫馨提示：這道菜酸甜可口，清涼消暑、利尿清火，非常適合在炎熱的盛夏食用。

西瓜酪

材料　西瓜1個，山楂糕15克，白糖、桂花、生粉水各適量

做法　1.將西瓜洗淨、去皮、去籽，瓜瓤切成小粒。將山楂糕切成小粒。

2.將桂花、白糖加適量清水熬煮，燒開用生粉水勾芡，晾涼後均勻地澆在西瓜粒和山楂糕粒上。

溫馨提示：這道甜品口味酸甜，清心祛火、消除除煩，非常適合在炎熱的天氣食用。

柿霜糖

材料　柿霜100克，白糖適量

做法　1.將柿霜與白糖拌勻，放入鍋內，加適量水熬到白糖融化起絲。

2.將熬好的柿霜糖倒入塗過熟素油的盤內攤平，用小刀切小塊，待其自然冷卻即可。

溫馨提示：柿霜味甜，有清涼感，可清熱潤燥，對於心火上炎引起的口舌生瘡、口乾舌燥、吐血等都有一定的效果。

鮮味西瓜盅

材料　西瓜1個，雞肉100克，火腿50克，鮮蓮子100克，龍眼肉50克，核桃肉30克，松子仁20克，杏仁20克

做法　1.把西瓜洗淨，頂端開口，留下瓜蓋備用，再掏出瓜瓤，做成瓜盅。把雞肉、火腿洗淨、切成小粒。

2.將雞粒、火腿粒、蓮子、龍眼肉、核桃肉、松子仁、杏仁填入瓜盅，蓋好瓜蓋。

3.將填好的瓜盅裝入盆內，隔水煨燉約3小時，熟透即可。

溫馨提示：這道菜味道鮮美，且不失瓜皮的清香，有清熱祛火、除煩止渴等功效，是一道夏季除心火的營養佳餚。

平菇炒萵筍

材料　鮮蘑菇300克，萵筍300克，植物油、葱、薑、料酒、食鹽、麻油各適量

做法　1. 將蘑菇去蒂、洗淨、切片。把萵筍去皮、葉，洗淨、切片。

　　　　2. 把蘑菇、萵筍用開水焯一下，撈出後用開水過冷河。

　　　　3. 將葱段、薑片下入油鍋炒香，再下入萵筍片、蘑菇片，加入料酒、食鹽，
　　　　　 淋上麻油，炒勻即可。

溫馨提示：萵筍性涼，屬於苦味食物，能夠清除心火、胃熱，而蘑菇有通便、排毒的
功效，適合免疫力低下，容易上火的人食用。

醋浸蘆筍

材料　蘆筍100克，食醋適量

做法　1. 將蘆筍洗淨，用醋浸泡2小時。

　　　　2. 把泡過的蘆筍取出、瀝乾，隔水蒸熟即可。

溫馨提示：蘆筍味苦、甘，性微溫，有清熱生津的功效，用醋浸泡後，口感酸脆，令
人食欲大開，是一道適合夏季食用的祛火佳品。

花生仁拌芹菜

材料　芹菜300克，花生200克，植物油、花椒油、醬油、食鹽各適量

做法　1. 將芹菜摘洗乾淨，切成長段，用開水燙熟，再用開水過冷河，撈出瀝乾水分。

　　　　2. 把花生洗淨，下入油鍋中炸酥。

　　　　3. 把花生、芹菜擺盤，在芹菜上澆上醬油、食鹽、花椒油，拌勻即可。

溫馨提示：芹菜屬於苦味食物，夏季食用有去心火、除煩熱、利小便等功效，與花生
搭配食用，營養更為全面。

苦瓜炒豬肝

材料　苦瓜100克，豬肝200克，蒜、料酒、醬油、食鹽、植物油各適量

做法　1. 將苦瓜洗淨、去籽、切塊，用食鹽醃5分鐘。將豬肝洗淨，除去筋膜後，切
　　　　　 成薄片，用料酒、食鹽醃10分鐘，再用開水焯一下。

　　　　2. 將苦瓜下入油鍋翻炒幾下，再放入醬油、料酒，倒入豬肝，炒熟後加食鹽
　　　　　 調味即可。

溫馨提示：這道菜不僅有解暑祛火的功效，還可補肝明目、降脂減肥。

【清心火茶療方】

蓮子清心茶

材料　蓮子5克，黃芩1克，麥冬2克，地骨皮2克，車前子2克，花茶2克

做法　用500毫升水煎煮蓮子、黃芩、麥冬、地骨皮、車前子至水沸後，沖泡花茶飲用。

溫馨提示：蓮子芯能清心火，麥冬、地骨皮能清熱生津，車前子利尿通淋，可用於心火上炎、濕熱下注、小便澀赤、淋濁崩帶、遺精。

清心寧神茶

材料　淡竹葉3克，長燈心草1克，蟬蛻1至3克，綠茶0.5至1克

做法　用剪刀剪碎淡竹葉、長燈心草、蟬蛻，與綠茶共置熱水瓶中，用沸水適量沖泡，蓋悶約15分鐘即可。

溫馨提示：淡竹葉甘、淡、寒，有清熱除煩、清心利尿之效，是治療心火的常用之品。燈心草甘、淡、微寒，亦有清心除煩的作用，是治療兒童夜啼的要藥。綠茶清心除煩，蟬蛻涼肝熱而定驚。四味配合，重在清心涼肝，肝熱清，心火降，神魂自安，夜啼自癒。對心肝火旺而致的兒童夜啼證可用。

竹葉青

材料　竹葉青茶1茶匙

做法　1茶匙乾燥的竹葉青茶，用一杯滾燙開水沖泡，悶約十分鐘後即可；可酌量加紅糖或蜂蜜飲用。

溫馨提示：竹葉青可以解渴消暑，解毒利尿。其味清香可口，其色微黃淡綠，其湯晶瑩透亮，具有生津止渴、消熱解毒、化痰的功效。孕婦慎飲。

蓮心梔子甘草飲

材料　蓮子芯3克，梔子9克，甘草6克

做法　洗淨材料，把材料加入開水浸泡5至10分鐘即可。

溫馨提示：梔子性質苦寒，有很好的清心瀉火的功效，與蓮子芯、甘草同用，可有效緩解心火旺盛引起的潮熱、煩躁、失眠等症。

第**4**章

肺火輕輕去................

在人體的臟腑中，心主血脈，肺主氣，肺氣有協助心推動血行的作用。如果肺氣不足，就無力助心火以驅散風寒，人便會生病。如果肺氣上逆，易引發肺熱、損傷肺陰，會影響肺正常調節氣機的功能，引發咳嗽、咳痰、氣喘、咯血等不適。要想不上肺火，就要做好日常調養工作，肅清肺氣，讓呼吸更加順暢，體內水道通暢。

什麼是 「肺火」？

　　肺居胸中，上接氣管，與鼻相通，覆蓋着其他臟腑，是五臟六腑中位置最高的一個器官。從中醫上説，肺主氣，這裏所説的「氣」是指呼吸之氣，同時也是指與身體其他部位功能有關的氣。若果感染外邪或七情內傷，以使肺氣不暢，積成肺熱，也就是我們所説的「肺火」。

身體的警號，徵狀逐個捉──肺火

(1) 經常咳嗽，咳很黏的黃痰。

(2) 嗓子總是感覺又乾又痛。

(3) 感覺口渴，喜歡吃涼的東西。

(4) 鼻子發紅，常流鼻血。

(5) 鼻尖、額頭容易起小膿疱或癤子。

(6) 臉一到下午就發紅，特別是兩顴部位。

(7) 手心、足心比別人熱很多，易出汗，甚至摸上去有發燙的感覺。

(8) 夜間頻繁盜汗。

(9) 下午時常會出現低熱(37.5℃左右)不適。

(10) 常有大便乾燥的問題。

　　以上各項，如果達到5項以上，就説明您的身體處於肺火旺盛狀態。

肺火病理變化，身體表裏不順！

一、肺氣上逆，影響呼吸道

肺司呼吸，咽喉是否舒適、嗓音是否正常與肺氣有關。當肺火旺盛，引起肺氣上逆，鼻子和咽喉都會受到影響，會出現咳嗽、咽喉疼痛、流黃涕、流鼻血等不適，繼續發展還會引起咳黃痰、咯血等。

二、肺火旺盛，心脾功能受阻

肺主司推動血液和輸布水分，有協助心推動血行的作用。水液進入人體，先由脾來運化到肺，再由肺輸布到全身，所以肺氣還有通調水道的作用。當肺火旺盛引起肺氣壅塞時，就不能正常地通調氣血、水道，引發眼瞼或面部水腫，手足四肢、面部長痘，皮膚發紅、長斑等上火的不適。

三、肺氣不暢，引起便秘

肺與大腸通過經絡互相絡屬，互為表裏，肺氣肅降正常，則大腸傳導如常，大便通暢；若肺氣不暢，津液不能下達，則會引起大便秘結。

外邪內傷肺火生，保暖咳痰護肺氣

感冒等呼吸道疾病，也是導致肺火的誘因！當人外感風寒或風熱，或有情緒緊張以及過量食用辛辣助熱傷陰的食品後，就可能滋生肺火。

要預防肺火，首要還是做好保暖，在寒冷的天氣裏或進出空調房時要注意及時增減衣物。另外，除肺火也可用「呼吸咳嗽洗肺法」，透過深呼吸和主動咳嗽，幫助呼吸道排出分泌物，增強免疫力。可以選擇空氣新鮮的地方，反復進行吸氣呼氣的鍛煉，以排出肺內氣體。此外，可以每天主動咳嗽幾下，這也是一種積極的保護性反射動作，可有效清潔肺部。除此以外，禁食辛辣熱傷陰的食品也能預防肺火滋生。

肺熱堆積
口鼻不適！

　　你是否有過感冒纏身的體會，無論怎麼治，無論吃什麼藥好像都不管用，原本常用的良藥似乎全失效？又或者曾經試過乾咳無痰、咳嗽不止；或是咽喉腫痛至無法吞咽？呼吸道疾病，有可能是「肺火」旺盛的警號！

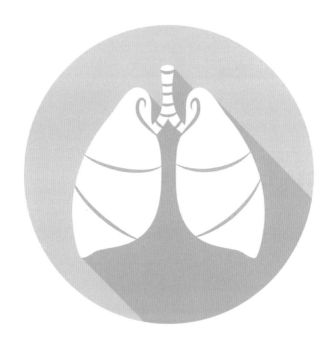

感冒不癒，可能是「寒包火」

「寒包火」，即「表寒裏熱」。意指本來就有肺熱的情況，又感染了風寒引起的病症，因此兼有風寒和風熱的不適。比如，出現發熱、全身的皮膚發緊、汗很少的不適，這是「表寒」；但同時還有大便乾結、嗓子痛、流黃涕、舌頭發紅、口渴咽乾等不適，就屬「裏熱」。

「寒包火」多發於冬春季節交替的時候，此時晝夜溫差較大，還常出現氣溫驟降的情況，因此是感冒和流感的高峰期（尤其在北方地區更為常見），容易出現頭暈、發熱頭痛，惡寒無汗、易倦、全身不適及免疫功能下降等反應。如果飲食上過於肥甘厚膩、穿着過於厚重等，也會使得體內的內熱無法宣泄，越積越多，更會加重「寒包火」的病情，除了會引起寒包熱咳嗽、寒包熱哮等病症，還會出現高熱不退的情況。

先驅寒後降火，速退「寒包火」！

對於這種「寒包火」的治療絕對不能盲目進行。中醫在治療「寒包火」時，一般是先透寒邪，然後清內熱，用清熱解毒藥將熱化解掉。如果病情較輕的話，可服用一些入肺經、去肺火的食物，如梨汁、鮮蘆根汁，用生薑或大葱的白莖煎湯，或喝些熱湯、熱粥等發汗，不僅可驅散體表的寒邪，而且又能使體內的火熱隨汗透出體外，從而使感冒可以得到迅速緩解。如果病情較嚴重，可在醫生指導下服用一些藥物進行散外寒、清內熱的治療，如服用感冒清熱沖劑、感冒軟膠囊等。

在治療的同時，日常為了預防「寒包火」感冒，應注意及時增減衣服，根據節氣和天氣狀況適當換裝，此外，還要及時排便，以防體內毒火的產生。另外，常使用空調的人，如果溫度調得過低，也很容易患上寒包火型的感冒，所以平時在不得不開冷氣時，應注意溫度的調節，使之能順應人體的健康。溫度最好保持在26℃左右，這是一個令人感覺舒服且不易患病的最佳溫度。

乾咳無痰，其實是肺在生「火」

持續的乾咳讓人痛苦異常，有時甚至凌晨3至5點或天亮之時就會頻頻發作，嚴重時還會將人咳醒。很多人為此尋醫求藥，最終卻藥不對症無法解除病痛。其實，這是因為沒有找準病根。

《本草拾遺》中提及，乾咳是肺熱傷津，肺火傷陰。中醫講是心肺火重，肺陰虛，主肺火旺。因此緩解也要從清肺火、補肺陰的角度進行。

具體來看，中醫還將肺熱乾咳按誘發因素的不同分成了幾種類型。

一、乾燥氣候誘發的乾咳

這種類型常於秋季發作，是由於秋季氣候乾燥，而肺又是喜潤惡燥的臟腑器官，正常的宣發、肅降功能會受到影響，因此容易引發肺火，引起乾咳無痰，同時會有咽喉乾癢、鼻腔乾燥、口渴口乾等不適。緩解的原則是解表清肺、潤燥止咳。

二、肺陰虛誘發的乾咳

這種類型多見於慢性支氣管炎、咳嗽變異型哮喘、肺結核或肺癌等病。這是因為這類病人需要長期服用清熱解毒的藥物或抗生素等，因而引起肺陰虧耗，津液不足，出現了陰虛火旺的不適，不但會引起乾咳無痰，還會有口乾、咽乾、手足心熱、體形消瘦、盜汗等多種不適。緩解的原則是養陰潤肺、清燥止咳。

三、肝胃不和誘發的乾咳

這種類型的乾咳與肝胃不和，引起氣機升降失調，導致肺氣上逆有關。比如胃食管反流病人就常有乾咳少痰的不適，而且還會伴有燒心、泛酸，兩脅疼痛、難以安睡等不適。對此緩解時也應注意疏肝和胃，降逆止咳。

　　除了肺熱以外，引起乾咳的原因還有很多，涉及不同臟腑，而且病情嚴重度也不同，所以出現乾咳時一定要及時就診，辨別是肺熱乾咳還是其他原因引起的乾咳，從而進行針對性、特異性的治療，才能減輕痛苦，早日恢復健康。

　　另外，日常生活中也可以採取一些積極的措施來進行自我調治，比如改善居住的環境，經常開窗通風，注意預防秋燥；不要吃辛辣刺激性食物，多吃水果蔬菜；積極治療原發病，以免加重病情等。

肺積熱火，咽喉又腫又痛

　　咽喉腫痛是肺火旺盛的一個非常顯著的特點，發作時可能出現說話、吞咽時咽喉疼痛難忍，而且還會有咽乾、聲音嘶啞的問題。有的人還會出現氣喘，呼吸聲聽起來很粗，有時還會吐黃痰。

　　之所以會出現這種情況，是因為肺有實火，引起了咽喉疼痛、痰多、呼吸不暢等多種不適。這往往是因身體感染風熱邪毒而誘發，多屬急性發作。這種實火引起的咽喉疼痛與虛火不適有一些明顯的區別，例如因虛火引發咽喉腫痛時，一般痰比較少，且痰中可能帶血絲，甚至還會有盜汗、消瘦等虛火耗傷津液的典型不適。

虛火實火，治療大不同！

　　由於咽喉腫痛的病理有虛實之分，所以緩解起來也不盡相同。比如實火引起的咽喉腫痛，可以遵醫囑通過清熱宣肺、消腫利咽的方法來緩解和調養，如可以服用銀翹散和銀翹解毒片、牛黃解毒片等，並可用薄荷、菊花泡水服用；而虛火引起的咽喉腫痛則必須以滋陰潤肺降火的緩解調養原則為主，如可以服用清肺養陰湯等，還可以用百合、梨、冰糖燉水服用。

在緩解的同時，日常預防保養方面要特別注意多喝水，為身體補充缺乏的水分，並可讓聲帶保持潤滑，同時還能很好地緩解咽喉疼痛、聲音嘶啞等症狀。

需要注意的是，為嗓子補水不能將一大杯水一股腦喝下，而應在口中含水，徐徐咽下，讓水慢慢地流過口腔、咽喉，以更好地滋潤咽喉。而且補水的理想選擇應是礦泉水、純淨水、礦物質水等，溫開水也可以用於為咽喉補充水分，每天可以喝1500毫升左右，宜分多次小量喝下，每次100毫升左右即可。

辨明病症，加快痊癒

在此需要提醒的是，肺火旺絕非是引起咽喉疼痛的唯一病因，很多疾病急性發作期也常常會有咽喉腫痛的不適，但同時也具備一些與肺火旺有明顯區別的不適，因此一定要注意辨別。比如，急性扁桃體炎除了有咽喉腫痛的情況外，一般還會有發熱38℃以上、頭痛難忍、全身不適等；急性會厭炎除咽喉腫痛外，常會在吞咽時出現梗阻感、劇烈的疼痛感，嚴重時可能出現吸氣性呼吸困難；小兒急性喉炎在咽喉腫痛的同時，還會出現吸氣性喉鳴音或哮吼樣咳嗽聲，嚴重時有呼吸困難的問題。由此可見，對於咽喉腫痛千萬不要妄下結論，如果發現了高熱不退、疼痛加劇、梗阻感嚴重、吞咽困難及喉鳴音等，就應當及時就醫，接受進一步檢查，以免延誤緩解時機。

流鼻血，反映你正「肺燥血熱」

流鼻血，醫學上稱為「鼻衄」，是日常生活中很常見的一種現象。中醫認為鼻屬於肺竅，而流鼻血多是由於「肺燥血熱」，引起鼻腔乾燥，導致敏感而脆弱的毛細血管破裂所致。特別是在比較乾燥的氣候下，這種情況可能會更為嚴重，流鼻血也就更為頻繁了。因肺熱而導致流鼻血的人，常會出現很多其他肺熱常見的不適，如體熱、流黃色或綠色的鼻涕、嘴唇殷紅、有口氣等。

流鼻血，其實同時在瀉火

對於這種肺熱引起的流鼻血，大家也不用過於緊張，因為這可能是身體自我修復的一種途徑，是一個自然祛火的過程。漢代醫學家張仲景就在《傷寒論》中說道：「太陽病，脈浮緊，發熱身無汗，自衄者癒。」意思是說，脈象浮緊、發熱而且身上無汗的外感病症，如果自己出了鼻血，也可以不治而癒。可以說，流鼻血就像一條祛火的通道，能夠幫助我們發泄體內多餘的積熱，對身體還是有一定好處的。所以只要流鼻血不是經常性的、難以止住的，就不必進行特別緩解。

不過，還是需要提醒一點，因為流鼻血還有可能是因為其他一些嚴重疾病而引發的，如腎病、尿毒癥、高血壓、腦出血前兆、血友病等，所以如果出現多次、長時間流鼻血，且壓迫10分鐘以上血仍未止住，或是有涕中帶血的情況，就應及時就診，以儘早發現嚴重的病變。

按摩刮痧
清肺火

　　為了袪除肺火，中醫有很多獨特的辦法，如按摩、針灸、刮痧等。這些緩解方法簡單易行，能夠對人進行全身調理，疏通經絡和氣血，從而達到不吃藥便緩解上火的目的。

重點按摩，緩解不適

按摩迎香穴

位置　迎香穴在鼻翼外緣中點旁，當鼻唇溝中間，屬大腸經。

做法　用食指指尖按住迎香穴，微微用力，向左右方向來回推動，連續推動1分鐘。

分析　大腸與肺互為表裏，通過按摩迎香穴能夠迅速消除肺熱，緩解肺熱引起的感冒、鼻塞、流鼻涕等症。

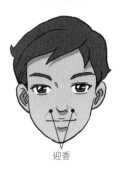

迎香

熱搓魚際穴

位置　魚際穴在手拇指本節（第1掌指關節）後凹陷處，約當第1掌骨中點橈側。赤白肉際處，屬肺經。

做法　將兩手的魚際對搓，搓10餘次時，感到魚際開始發熱，持續2分鐘左右即可。

分析　通過按摩魚際穴，可起到瀉熱宣肺、散瘀潤膚的作用，有助於緩解肺熱引起的感冒、咳嗽、氣喘、咽喉乾痛、大便乾燥等症。

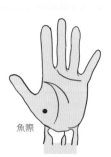

魚際

點按尺澤穴

位置　尺澤穴位於在肘橫紋中，肱二頭肌腱橈側凹陷
　　　處，屬肺經。

做法　拇指用力點住尺澤穴，慢慢揉動數十次即可。

分析　通過按摩尺澤穴，可起到清宣肺氣、瀉火降逆的
　　　功效，對於肺火旺盛引起的嗓子乾痛、咳嗽氣
　　　燥、乾咳無痰、口鼻乾燥、潮熱盜汗、手足心熱
　　　都有一定的療效。

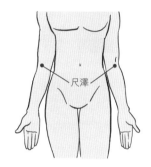

掐按少商穴

位置　少商穴在手拇指末節橈側，距指甲角0.1寸，屬肺經。

做法　用拇指和食指用力掐按少商穴，如感到不好用力，也可
　　　用三棱針點刺少商穴放血，擠出5至6滴顏色發黑的血
　　　滴即可。

分析　通過刺激少商穴的方法以泄肺中之熱，對於肺熱引起的
　　　咽喉疼痛等非常有效。一般掐按一側少商穴或在穴區刺
　　　血，同側的咽喉疼痛就會得到明顯緩解。

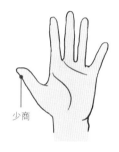

刮大椎穴

位置　大椎穴在後正中線上，第7頸椎棘突下凹陷中，是
　　　手足三陽及督脈交匯的穴位。

做法　用牛角在大椎穴用力刮幾下，使穴區發紅出痧。等
　　　候5至7分鐘，待已出的痧消退後再刮。

分析　大椎穴是身體陽氣的匯聚點。對大椎穴刮痧，能夠
　　　疏通督脈，宣通肺氣，可有效緩解肺火旺盛引起的
　　　感冒、發熱、咳黃痰、流鼻血、咽喉腫痛等。

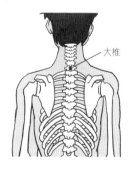

　　　肺火經常伴隨心火、肝火出現。可以通過每晚熱水泡腳30分鐘至2小
時，以梳理肝氣、疏泄肺火。也可加按太沖穴、極泉穴，以泄除肝熱、心火，
從而清肺火。

瀉一瀉
利用滑腸食物清肺火

　　不少人瀉肚時都會以為自己是吃了什麼變質的東西或得了什麼病，於是馬上服用止瀉藥，好像這是唯一正確的方法。事實上，瀉肚有時並不是壞事，因為在沒有其他病症的前提下，瀉肚可能是在人體在進行清肺火。

瀉肚清肺火的原理

　　大家也許會問，瀉肚怎麼會和清肺火聯繫起來呢？

　　從中醫的角度講，肺與大腸相表裏。生理上，肺氣肅降正常，則大腸傳導如常，大便通暢；反之，大腸傳導正常、大便通暢有助於肺氣的肅降。病理上，肺經的邪氣極易表現在大腸經，反之亦然。治療上，對於肺火旺盛的病人可以通過通便而達到瀉火的目的。所以瀉肚能清理肺部旺盛火氣，能夠有效地緩解肺熱感冒、肺熱咳嗽、氣喘等多種病症。

　　由此可見，瀉肚並不都是對身體有害的，不僅如此，必要的情況下還需要我們有意地服用藥物或食物來促進腹瀉，以達到清肺火的目的。像牛黃解毒片、黃連清胃丸、黃連上清丸等藥物都是可以通便清肺火的，肺火旺盛的人在諮詢過中醫師後就可以適當服用。

涼性潤腸食物，有助清肺熱

　　多吃一些有潤腸通便、清肺瀉火功效的食物，如白菜、綠豆芽等，也能緩解症狀。

一、白菜

　　白菜性偏寒涼，特別適合肺熱咳嗽、便秘病人食用，可起到潤腸通便、清肺瀉火的作用。若用於清熱食用，可以採用煮食、做湯或榨汁的方法，但不宜用開水焯燙過長的時間，只要焯30秒左右即可，以免營養素大量流失。需要注意的是，白菜腐爛後會產生亞硝酸鹽等毒素，食用後可發生中毒反應，甚至引發生命危險，忌食隔夜的白菜和未醃透的白菜。

二、綠豆芽

　　綠豆芽性涼，富含膳食纖維素，可防治肺熱引起的便秘，而且還有解毒祛熱等功效，對於上火引起的口鼻生瘡、小便不利等也有效。綠豆芽可以涼拌、煮湯、絞汁食用，在烹製過程中要注意不能加鹼，否則會破壞其營養成分，最好不要去掉豆皮，因為豆皮也有很強的清熱解毒功效。

三、羅漢果

　　羅漢果性涼，歸肺、大腸經，不僅有很強的去肺火止咳的功效，而且還能幫助通便解毒，對於肺火旺盛引起的咳嗽、咽痛、失聲、便秘等都有很好的療效。羅漢果可以煮湯或用泡茶食用，泡茶時只要用1顆羅漢果，將它剝開，連皮帶肉用開水沖泡即可。

四、胖大海

　　胖大海性寒，歸肺、大腸經，有清熱潤肺、潤腸通便等功效，很適合肺火旺盛引起的乾咳無痰、失聲、咽喉乾痛、便秘等症。胖大海可用開水泡後飲用，每次用1至2顆即可。不過胖大海有輕微的毒性，不能隨意服用，否則可能會出現過敏反應，如全身皮膚發癢、口唇水腫等，長期大量飲用還可能危及生命。因此最好諮詢醫生後再服用。

四季降火：秋季飲食重點在養肺祛火

　　秋季，是指從立秋之日起，到立冬之日止，歷經六個節氣。秋季氣候乾燥，氣溫逐漸降低，天氣忽冷忽熱，變化急劇。人在秋季很容易受燥邪影響而上火。而秋季在中醫中屬金，肺在五行中也屬金，所以秋燥最易傷肺，誘發肺火。對此，除了應及時進行醫療外，還要進行食療，養肺陰、去肺火，才能避免肺火誘發更加嚴重的疾病。

　　具體來看，秋季飲食應注意以下幾個方面，才能達到養肺祛火的目的。

調和飲食五味，着重生津止渴

　　秋季飲食重在調和五味，應多吃酸味食物如一些水果和蔬菜等，少吃葱、薑、韭菜、蒜、辣椒等辛味食物，以增加肝的功能，抵制過盛的肺氣侵犯肝脾；適當吃一些甘味的食物如蜂蜜等，少吃鹹味的食物，可生津止渴，緩解肺熱帶來的乾咳、咽乾、大便乾結等。另外由於苦味食物性燥，食用後會加重秋燥的問題，所以也要少吃。

多吃清潤食品，潤肺清火

　　在乾燥的秋季，人們需要多食用一些清潤的食物，來滋補肺陰、化解肺火。為此，可以根據自己的喜好來選擇食用大米、小麥、糯米、蘋果、梨、蘿蔔、白菜、豆腐、蓮藕、蜂蜜等預防肺燥的食物。

另外，秋季還要注意補水，每天至少要喝2000毫升的水才能保證肺和呼吸道潤滑。為了保證足夠的飲水量，最好每天清晨和晚上臨睡之前各飲水200毫升，白天兩餐之間各飲水800毫升，即可滿足肺在秋季的需要。

選擇性質平和的食物進補

經過了炎熱的夏季，人體津液總有不同程度的耗損，所以到了涼爽舒適的秋季，便會習慣性地想到要補養，這本是無可厚非的。但很多人在補養時常常不管自身情況，盲目食用許多補藥、補品，如人參、鹿茸、羊肉等，還把這稱之為「大補」。實際上，這種盲目「大補」的方法是很不科學的，不但對健康無益，還會浪費財力和物力。而秋季進補的正確方法是選食一些性質平和、容易消化吸收的補品、食物，比如百合、鴨肉、雞肉、豬肝、葡萄、核桃、大棗、板栗、蓮子、山藥等，不僅能夠養陰生津，消除肺火，還能滋補身體，增強身體的免疫力和抵抗力，對於身體健康大有好處。

改變速食的習慣

平日進餐喜歡狼吞虎嚥的人，在秋季要注意改變這種不健康的飲食習慣。因為進食速度過快，不加細細咀嚼，既不利於食物的充分消化和營養物質的完全吸收，而且還會因為缺少咀嚼而影響了口內津液的分泌，無法滋潤口、咽，如果此時肺有積熱，就很容易引發口乾舌燥、喉嚨腫痛等不適。

秋天祛火潤肺的飲食建議

【去肺火食療方】

冰糖銀耳梨水

材料　梨2個，銀耳（乾）10克，枸杞子5克，冰糖適量

做法　1. 將乾銀耳用水浸發，洗淨、去蒂、撕成小塊。將梨洗淨，去核，切成大塊。

　　　　2. 將梨塊、枸杞子、銀耳及冰糖加適量清水燉40分鐘至1小時即可。

溫馨提示：銀耳性味甘平，歸肺、胃、腎經，與梨、枸杞子、冰糖同用，可起到滋陰潤肺、生津止渴的功效，對於肺火引起的咳嗽、氣喘等症有一定療效。

火龍銀耳雪梨汁

材料　銀耳（乾）10克，火龍果1個，梨1個，冰糖適量

做法　1. 銀耳浸發，洗淨、去蒂、撕成小塊。火龍果和梨去皮洗淨、去核，切成小塊。

　　　　2. 將銀耳、火龍果、梨、冰糖加適量的清水煮1小時即成。

溫馨提示：火龍果對於咳嗽、氣喘等症有很好的療效，與銀耳、梨、冰糖等合用，可以緩解肺熱引發的多種不適。

金針瘦肉湯

材料　金針（乾）30克，瘦豬肉100克，蜜棗2顆，食鹽適量

做法　1. 將金針用溫水泡軟，揀去老梗後洗淨。將瘦豬肉洗淨、切片。

　　　　2. 將金針、瘦豬肉、蜜棗一起放入鍋內，加適量清水慢火燉1小時，加少許食鹽調味即可。

溫馨提示：金針性甘平、味涼，有清熱平肝、潤燥、止鼻血等多種功效，和瘦豬肉一起熬湯，對身體還有不錯的滋補功效。

蜜棗核桃羹

材料　蜜棗200克，核桃仁100克，白糖適量

做法　1. 將蜜棗去核，洗淨，瀝乾水分。

　　　　2. 將蜜棗、核桃仁、白糖加少許清水，一起下鍋用小火燉到湯羹黏稠、核桃綿軟即可。

溫馨提示：蜜棗有很好的補肺潤燥的功效，與有潤腸通便作用的核桃同用，可起到補肺陰、清肺熱的效果，對於肺熱引起的口乾舌燥、咽喉腫痛、便秘等症都有一定的療效。

杏仁山藥湯

材料　杏仁100克，山藥250克，白糖適量

做法　1. 將杏仁洗淨。山藥洗淨、去皮、切成細長段。

　　　2. 將山藥段、杏仁倒入開水中，煮熟後加入白糖，續煮1分鐘即可。

溫馨提示：杏仁具有祛痰止咳、平喘、潤腸等功效，和山藥同用，不僅能夠清肺祛火，還能滋養脾胃。

蓮藕紅棗牛骨湯

材料　蓮藕1條，紅棗5個，牛骨500克，薑、食鹽適量

做法　1. 將蓮藕去節、刮去外皮，洗淨。把紅棗用清水泡過後，去核、洗淨。把牛骨洗淨，用刀背拍裂。

　　　2. 將牛骨、蓮藕、紅棗、薑加適量清水燉約3個小時，放入少許食鹽調味即可。

溫馨提示：蓮藕有清熱作用，有助於緩解肺熱引起的咳嗽、氣喘、口乾等症，加入紅棗、牛骨等，還有養血、強身、健骨等多種功效，適合秋冬季節補養身體服用。

帶子冬瓜湯

材料　冬瓜300克，急凍帶子10粒，薑、香芹、上湯、植物油、食鹽、料酒各適量

做法　1. 將冬瓜去皮、洗淨，切成片。將帶子化開，用料酒和薑醃一會兒。

　　　2. 將帶子、冬瓜入油鍋煽炒後，加入上湯、適量開水，煮開後撒上少許食鹽，續煮5分鐘即可。

溫馨提示：這道湯味美清淡，而且能夠潤肺、消痰、清熱、止咳，適合肺熱咳嗽病人食用。

冬瓜薏米瘦肉湯

材料　冬瓜500克，瘦豬肉30克，薏米30克，食鹽適量

做法　1. 將全部材料洗淨，把冬瓜、瘦豬肉切片。

　　　2. 將冬瓜、瘦豬肉、薏米加適量清水煮開後，燉約2個小時，加少許食鹽調味即可。

溫馨提示：這道湯有去濕清熱、祛火除斑的功效，對於因血虛、血熱引起的蝴蝶斑、黃褐斑的都有一定療效。

粉絲蘿蔔湯

材料　白蘿蔔150克，粉絲50克，食鹽、胡椒粉各適量

做法　1. 將白蘿蔔去皮，洗淨，切成塊。將粉絲用溫水浸發好，洗淨。

　　　　2. 將白蘿蔔加適量清水煮熟，放入粉絲、少許食鹽，煮5分鐘，撒上胡椒粉，攪勻即可。

溫馨提示：白蘿蔔味甘、性涼，有清熱生津、涼血通便的功效，食用後有助於清瀉肺火，而且還有消食開胃等功效，適合咳嗽、痰多、腹脹的人食用。

菊花豬肝湯

材料　豬肝1個，菊花30克，食鹽適量

做法　1. 將豬肝洗淨，剔去筋膜，切成薄片。將菊花摘洗乾淨，用開水焯一下。

　　　　2. 將豬肝、菊花加適量清水煮湯，加少許食鹽調味即可。

溫馨提示：菊花有散熱清風的功效，對於肺熱引起的感冒有緩解作用，和豬肝一起食用，還有滋養肝血、養顏明目的功效。

菠菜豆腐豬肝湯

用料　豬肝1個，豆腐100克，菠菜50克

做法　1. 將豬肝洗淨，剔去筋膜，切成薄片。把菠菜摘洗乾淨，用開水焯一下。把豆腐切成小塊。

　　　　2. 將豬肝片、豆腐塊加適量清水2分鐘，再下入菠菜，加適量食鹽調味，攪拌均勻即可。

溫馨提示：菠菜有補血滋陰的功效，可清肺火，緩解肺火旺盛引起的便秘等症，和豬肝一起食用，對肝也有很好的滋補作用。

絲瓜豆腐魚頭湯

材料　絲瓜500克，鮮魚頭1個，豆腐適量，生薑、食鹽適量

做法　1. 將材料洗淨，將魚頭切開。

　　　　2. 把魚頭和生薑一起放入鍋裏，加入適量滾水，煮20分鐘。

　　　　3. 鍋中再放入豆腐塊和絲瓜段，用小火煮15至20分鐘，加入調味品即可。

溫馨提示：這道菜能夠清熱祛火，養陰生津，潔膚除斑，通經絡，去痰止咳，有很好的養護咽喉的功效。

銀耳蓮子粥

材料　銀耳20克，蓮子100克，大米100克，冰糖適量

做法　1.將大米淘洗乾淨。把銀耳用溫水浸發，蓮子煮熟後去芯。

　　　2.把大米加適量清水煮粥，再下入銀耳、蓮子、冰糖，略煮幾分鐘即可。

溫馨提示：這道粥有很好的滋陰潤燥的功效，可用於緩解肺熱咳嗽、乾咳無痰、大便秘結等病症，而且還有很好的美容功效，常吃可幫助祛除臉上的色斑。

杏仁葡萄麥片粥

材料　燕麥片200克，杏仁50克，葡萄45克，牛奶、食鹽、蜂蜜各適量

做法　1.將燕麥片倒入開水中，邊倒邊攪拌，煮1分鐘。

　　　2.冷卻後依自己的喜好加入適量牛奶，放入葡萄、杏仁，以適量蜂蜜調味即可。

溫馨提示：葡萄有生津止渴、滋陰除煩的功效，牛奶有潤肺、防止皮膚乾燥的功效，和杏仁、燕麥片一起食用，營養價值很高，且能增強體質、緩解疲勞、預防心血管疾病等。

蜂蜜蒸梨

材料　梨1個，蜂蜜適量

做法　1.將梨洗淨，去皮、核，切塊。

　　　2.將梨加入碗中，上籠蒸熟取出，與蜂蜜拌勻即可。

溫馨提示：蜂蜜性味甘平，入肺、脾、大腸經，能潤腸通便，補肺潤喉，加入涼性的梨，清肺火的功效更好，對於肺火旺盛引起的口渴、喉乾、咳嗽、便秘等症都有一定的緩解作用。

香糯荷藕

材料　蓮藕2節，糯米100克，冰糖適量

做法　1.將糯米淘洗乾淨，用清水浸泡3小時後撈出瀝乾。將蓮藕洗淨去皮，切開一頭作蓋用。

　　　2.將糯米填入藕孔，用筷子壓緊實，再將蓮藕蓋接回原處，用牙籤固定好。

　　　3.將蓮藕、冰糖加適量清水燉1個小時以上，直到蓮藕燉軟爛為止。

溫馨提示：蓮藕是秋季養陰潤燥的一道佳品，經常食用可清熱潤肺，防治肺熱咳嗽、氣喘等，對脾胃也有很好的滋補作用。

糖醋藕片

材料　蓮藕2節，枸杞子20粒，薑、醋、白糖、食鹽、生粉水各適量

做法　1. 將蓮藕去皮、洗淨、切片，用清水浸泡備用。把枸杞子洗淨。

　　　　2. 把藕片、枸杞子放入開水中煮3至4分鐘，撈出瀝乾水分後，下入油鍋中翻炒均勻。

　　　　3. 將醋、食鹽、白糖、生粉水調和均勻，做成調味汁，澆在藕片和枸杞子上，小火收汁即可。

溫馨提示：糖醋藕片不僅可以清熱涼血、生津止渴，還有通便止瀉的功效，適合肺熱口渴、乾咳、大便乾結的人食用。

涼拌木耳絲

材料　雞蛋2個，浸發木耳100克，罐頭青豆100克，蔥、食鹽、麻油、醋、醬油各適量

做法　1. 把木耳洗淨，切成細絲，用開水焯熟。把青豆過熱水後，撈出瀝乾水分、晾涼。

　　　　2. 把雞蛋打散、攪勻，倒入鍋中，在鍋底攤成厚薄均勻的圓形，小火煎至兩面焦黃後出鍋，晾涼後切成細絲。

　　　　3. 把蔥花、食鹽、麻油、醋、醬油按個人口味調成調料汁，和雞蛋絲、木耳絲、青豆一起拌勻即可。

溫馨提示：木耳性味甘平，具有潤肺、益氣等功效，適合肺陰虛的人食用，營養價值很高，還能補腦、活血、預防癌症等。

【清肺熱茶療方】

桑菊汁

材料　桑葉6克，菊花6克，白砂糖20克

做法　將桑葉、菊花沖洗乾淨，放入杯內，加入白糖，沖入開水適量攪勻、悶泡約5分鐘，即可代茶飲用。

溫馨提示：桑葉性苦、微寒，有很好的清熱下火功效，配以菊花，對喉頭腫脹疼痛等症有一定的緩解效果。

三花茶

材料　金銀花10克，菊花10克，茉莉花3克

做法　洗淨金銀花、菊花、茉莉花，一起加入沸水中悶泡5分鐘即可飲用。

溫馨提示：這款茶飲有清熱解毒，緩解頭痛口渴、咽喉腫痛的功效。

薄荷茶

材料　茶葉5克，薄荷2克

做法　材料用沸水沖泡5分鐘即成。

溫馨提示：薄荷有疏風清熱、利咽消腫的功效。本款茶飲對於風熱外感、咽喉腫痛效果頗佳。

桑葉枇杷茶

材料　野菊花、桑葉、枇杷葉各10克

做法　野菊花、桑葉、枇杷葉共為粗末、水煎、取汁。

溫馨提示：本方具有清熱散風、解表、化痰的功效。適用於流行性感冒、咳嗽、咳黃痰。

蓮花茶

材料　金蓮花、茶葉各6克

做法　金蓮花、茶葉沸水沖泡即可。

溫馨提示：本方具有清熱解毒的功效。可用於治療慢性咽喉炎、扁桃體炎。

第**5**章

胃火細細防 ....

胃是人體的主要消化器官，與同處中焦的脾相互協調、分工合作，保證着人體正常的消化、吸收、代謝、排泄等功能。一旦臟腑氣機紊亂，滋生胃火、脾火，脾胃正常功能失調，就難免會引發口臭、牙痛、便秘以及多種不適症狀，只有及時調暢氣機，為脾胃「滅火」，才能讓脾胃功能恢復正常，從而達到養生防病的目的。

什麼是
「胃火」？

「胃火」，也叫胃熱。胃與脾相互協調，處理人體消化、吸收、代謝、排泄等問題。中醫認為胃屬陽，喜潤惡燥，當外界熱邪侵犯，或自身進食熱性的食物後，就會引起胃火。另外，氣滯、血瘀、痰、濕、食積等也會鬱結化熱、化火，導致胃熱。此外，肝胃不和，也會引起胃熱，從而導致消化吸收方面的疾病。

身體的警號，徵狀逐個捉──胃火

(1) 有強烈口臭，頻繁刷牙也無法清除。

(2) 時常牙齦腫痛，嚴重時甚至牙齦潰爛。

(3) 牙齦腫痛時，經常會殃及兩頰，造成臉部腫大。

(4) 牙根處易出血，特別是刷牙時。

(5) 牙齦在短時間內出現明顯萎縮。

(6) 明明按時足量進餐，卻還是常有饑餓的感覺。

(7) 常有饑餓感，但真正進餐時卻胃口不佳。

(8) 胃部總是感覺隱隱不適，但又說不清是哪種不適。

(9) 總感覺口乾舌燥。

(10) 每隔一段時間就會出現便秘。

以上各項，如果達到5項以上，就說明您的身體處於胃火旺盛狀態。

胃火病理變化，影響消化吸收！

一、胃火堆積，氣血壅滯

胃火旺盛，令胃腑脈絡氣血壅滯，這種情況下，胃脘部會感覺灼痛難忍，或是胃脹、缺少食欲，胃熱下迫還會造成小便短赤、大便秘結等症。

二、胃火引起胃陰虛

胃火灼傷津液，引發胃陰虛，令胃脘部隱隱作痛，同時病人會出現口渴口乾、咽乾、乾嘔、消瘦等不適。胃火還會給大腦帶來了饑餓的錯覺，使胃部過度活躍、蠕動過快，使食欲旺盛，早期糖尿病患者也有這種情形。

三、胃火上炎，噁心嘔吐

胃火上炎，導致氣機上逆，患者會出現噁心、嘔吐、泛酸、口苦、口臭等症狀。胃火灼傷胃部脈絡時，血氣上溢還可能引起吐血。同時胃的經絡還與牙齒相通，火氣循經而上時，更會造成牙齦腫脹、疼痛和出血。

壞習慣激起胃火，食藥不如日常調節

胃火多是因為飲食不當和情志失衡引起的，做好飲食和情志方面的自我調理，自然能緩解問題。

一、改變食無定時、嗜辣壞習慣

胃熱往往與飲食關係最為密切。胃熱的日常調養應以飲食調養為主，要注意改變進食時間無規律、偏嗜辛辣燥熱的飲食等飲食不節的習慣。

二、情緒不穩也會引發胃火

精神因素與胃火也有很大的關係。精神緊張、焦慮不安、憂思悲傷以及氣鬱惱怒等情志因素都可以引起胃病。情志因素一方面直接損傷脾胃，降低脾胃的運化功能，另一方面是導致肝氣鬱結，橫逆走竄，侵擾脾胃，引起脾胃氣機失於和降，故而引起胃火。這種胃火發作時往往具有脹、痛並作，部位不定的特點，常伴隨噯氣、泛酸、疼痛連及兩肋等不適。

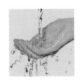

脾胃上火
禍害全身

當脾胃因為種種原因而積存濕熱，轉化胃火，順經絡游走，會導致全身不同的疾病，包括牙痛、口臭、便秘，甚至引發2型糖尿病。

牙痛，其實是胃火惹的禍！

牙痛的滋味，可能是每個人都體會過，確實是讓人難以忍受，無怪乎會有「牙痛不是病，痛起來真要命」的說法。那麼牙痛是哪來的火呢？

中醫認為牙齒「為骨之餘，為腎所主」，而且牙齒裏的經絡還與胃經、腎經、大腸經相連，因此牙痛與胃、腎、大腸的功能失調有非常緊密的聯繫。胃火旺盛、腎陰不足等因素都會沿經絡影響到口腔，引起牙痛。其中胃火牙痛是中醫中最常見的牙痛類型。

牙痛不是小毛病，對症下藥是上策！

由於下牙與足陽明胃經相連，所以胃火牙痛多指下牙痛，一般疼痛比較劇烈，同時牙齦紅腫，甚至面頰腫脹，嚴重的時候病人甚至無法張嘴，給進食、說話帶來了困難。另外，全身還會有胃火旺盛的常見不適，如口臭、口苦、口乾、便秘等。而中醫的治療準則是清熱瀉火、消腫止痛。

由此可見，牙痛可不是小問題、小毛病，它可能提示着胃火旺等多種身體問題，所以出現牙痛後不要想當然地隨便找點止痛藥吃就行了。對牙痛的緩解絕對不能像這樣隨意敷衍，而應辨清是胃實火還是腎虛火，認準是上牙痛還是下牙痛，然後才能辨證治療。

牙痛還有哪幾種？

除胃火牙痛外，牙痛還有風火牙痛、虛火牙痛等類型，都有各自不同的特點。如外感風熱引起的牙痛多有陣發性發作的特點，受風後發作可能加重，遇冷後痛感有所減輕，受熱後痛感則會加重；肝火旺盛引起的牙痛常會牽引頭痛，情緒波動時發作可能加重；腎陰虛引起的虛火牙痛則有隱隱作痛、時間持續比較長、牙齦紅腫不明顯等特點。

口臭？試試清胃火！

口臭是一種比較常見的口腔疾病。患上這種疾病，雖然不會產生多少身體上的痛苦，但卻給人帶來了許多尷尬，讓人不好意思在眾人面前開口講話，由此造成的煩惱和自卑對人的心理危害也是很大的。

人們大都習慣性地認為口臭就是口腔衛生沒做到位的結果，可實際上，口臭並不全是沒好好刷牙、漱口造成的。中醫認為，引起口臭的根源還是臟腑有火，像胃火、肺火、肝火等可能引發口臭，其中要屬胃火口臭最為多見。

胃火旺盛時，胃內氣機紊亂，會形成不同程度的胃氣上逆的現象，導致胃中的胃酸、膽汁也會逆向流入口腔，造成口中有酸臭味、有苦澀感。這種情況下，一般還會伴有口舌生瘡、牙齦腫痛、口渴口乾、喜喝冷飲、大便秘結等胃火旺盛的不適。

改變生活習慣，防治口臭

那麼，我們該如何防治口臭的發生呢？總的原則還是要先清胃火，再除口臭。比如飲食方面，平時應注意飲食的均衡，少吃葷腥肥厚、辛辣的食物，多吃新鮮蔬菜水果等。日常生活習慣方面，要堅持每天早晚刷牙和

飯後漱口，有條件的可以到門診洗牙潔齒，以保持口腔清潔衛生，這些都是避免口臭的重要措施。

「口臭」都是胃火的表現嗎？

口臭並不都是胃火引起的，尤其是早上的口臭。

西醫研究發現：蛋白質吃得多而糖類、澱粉類吃得少的人，血中會產生一種酸性較強的物質，即酮體。肝硬化晚期的病人及饑餓者尤其是不吃早餐的人，常會呼出難聞的氣味。所以為了防治口臭，還要注意一定要進食早餐。

分清虛實火，便秘速速治！

胃火旺盛的人，常會導致濕熱下注於大腸，使腸道燥熱，津傷而引發便秘。這種情況的便秘雖都因胃火而起，都以排便困難為主要症狀，但致病原因並不同，可分為虛火便秘和實火便秘兩種，不可一概而論。

虛實火便秘大不同

實火便秘排便困難，非常痛苦，需要3天或更長時間才能排便一次，同時還會出現口舌生瘡、牙齦出血、咽喉腫痛、口苦口臭等胃實火的不適。這種情況一般病程比較短，表現為短期的便秘發作。常常因為過食辛辣厚味，過服溫補之品等致陽盛灼陰，或濕熱下注大腸，使腸道燥熱，傷津而便秘。而虛火便秘則屬於一種長期的便秘，這類病人的大便不一定乾結，卻常因排便乏力而造成便秘，這屬於胃虛火耗傷津液引起的便秘，常常會同時出現身體潮熱、心情煩躁、口渴口乾、逐漸消瘦等胃陰虛的不適。引起這種便秘的原因有：久病、產後、老年體衰、氣血兩虛、脾胃內傷、飲水量少、化源不足、病中過於發汗、瀉下傷陰等。由此可見，由胃實火和胃虛火兩種因素造成的便秘是兩種不同的類型，不能混為一談。

便秘不能一味清瀉

在實際生活中，遇到便秘的情況，人們卻常常不辨虛實，一味濫用清火藥、瀉藥。對於實火便秘，清熱解毒、瀉實敗火的辦法固然有效，可對於虛火便秘，就未必如此了。虛火便秘是長期慢性疾病，如果不明病因就濫用番瀉葉、大黃、酚酞等瀉藥，很容易形成藥物依賴，最後演變成了慢性頑固性便秘，對身體的損害也非常嚴重。

有虛火便秘問題的人，歸根結底還是體內陰陽失調，陰虛陽盛所致，因此在治療和改善的方法上，與實火便秘完全不同，應以「補」、「養」、「潤」為主，就是要補陰清熱、滋養脾胃。比如中醫有個治療虛性便秘的方子，就是由生白朮、當歸、肉蓯蓉、枳殼或升麻組成的。其中生白朮有良好的通便作用，同時又能健脾益氣；當歸有補血潤燥的功效；肉蓯蓉有潤腸通便的功效；枳殼有行氣導滯、治療脾胃脹滿的功效。

另外，如果是面色偏黃又比較瘦弱的女性發生便秘，很可能還有血虛問題，用養血通便的當歸就比益氣通便的生白朮更適合。當歸的通便作用對有些人比大黃作用還明顯，同時還兼顧到了補血，很適合那種典型的「黃臉婆」樣的女人。

由此也可以看出，中醫治療虛火便秘不是一味強行「清」、「瀉」而通便，而是通過調理氣機來獲得自然的改善。這也提醒了我們遇到便秘的問題，切不可盲目服藥，最好先到醫院就診，明確是實火便秘還是虛火便秘後，再對症下藥。

根治便秘，養成良好生活習慣

日常調理方面，為了減少便秘引起的痛苦，可多吃些具有通便袪火作用的蔬菜、水果及一些富含膳食纖維的食物，同時要注意少吃刺激性、高脂肪、高蛋白的食物，如濃茶、咖啡、辣椒、高濃度白酒等。同時喝適量的水可以起到稀釋的作用，使腸道的推動更有力，當然也就可以減少便秘

的尷尬了。所以每天清晨最好能夠空腹飲1至2杯淡鹽水或溫開水，並適當喝點蜂蜜、酸奶等。如果能夠堅持每周喝1至2次綠豆粥，祛火通便的作用就會更好。

另外，適當的運動鍛煉能夠加強腹肌的收縮力，促進胃腸蠕動和增加排便的動力，有助於緩解便秘，這一點，對於久坐不動的人來說特別適合。為此，每天可以抽出一點時間，做做散步、慢跑、打太極拳這類輕運動。如果實在沒有時間，也可以坐着練習提肛運動，對促進排便非常有幫助。

此外，為了防治便秘，最好能夠養成定時排便的習慣，這樣時間長了，身體就會形成條件反射，一到排便時間，腸蠕動就會加快，便秘的發生率也就小了。另外，排便時最好改正之前養成的一些不良習慣，如看書、玩手機等，否則會轉移注意力，影響大便的正常排出，也會加重便秘。

胃虛火，引發2型糖尿病

糖尿病，在中醫屬「消渴證」範疇，從糖尿病人的不適中可以發現，它和胃火的虛火不適非常相似。這就說明糖尿病與胃火有一定的關係。

事實上，在糖尿病患病早期或其他不適還不明顯的時候，就可能已經有了胃陰虛的不適，像開始出現乾渴、口臭、食欲過旺的現象。但是人們卻沒有加以重視，也沒有及時地對症調理，結果導致陰虛的程度越來越嚴重，從胃陰虛發展到腎陰虛甚至腎陰陽俱虛，這時就已經

【糖尿病】現代人稱其為富貴病，「三多一少」是其特點。所謂的「三多」，指的是喝水多，卻還是覺得乾渴；進食多，卻還是覺得吃不飽；排尿多，好像整天小便不停。而所謂「一少」，則是指身體日漸消瘦，體重日益減少。

發展為糖尿病，引發了各種急慢性病變，對身體造成了不同程度的損害，令人悔之晚矣。

清火生津是防治好方法！

想要預防和控制糖尿病，關鍵還是要清胃火，補陰虛。中醫對此的緩解原則是慎用寒涼易損傷脾胃的藥物，一般先給予有助清熱利濕的藥物，待濕熱之氣祛除後再給予有助養陰潤燥的藥物，這樣才能做到不傷脾胃的同時清火滋陰，如此一來，脾胃功能恢復正常，各種消渴病的不適也會逐漸消失。

在自我防治方面，由於陰津不足、陰虛是引發消渴病的主要因素，所以一定要注意改變陰津不足、身體缺水的狀態，平時即使不感覺口渴，也應適當喝水或吃一些水分較多的水果如西瓜、雪梨、柚子等。另外，在吃蛋白質食物多、鍛煉強度大、出汗多、沐浴等情況下，都應適當多喝水，為身體補充足夠的水分。

需要指出的是，在中醫防治糖尿病的基礎上，我們也要認識到西醫緩解本病的進步之處。特別是對於在35歲之前發病的1型糖尿病來說，其病因目前多認為與基因和環境因素有關，治療手段還是要依靠終身注射胰島素，因此一定要靠西醫控制治療。而對於不需要依賴胰島素注射的2型糖尿病，則可以博採中西醫之長，防治結合，以減輕病人痛苦、控制併發症、延長病人的壽命。

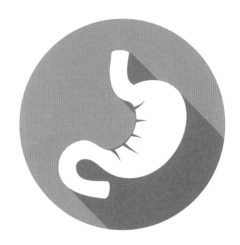

家居按摩代替針灸
平抑胃火

　　中醫常常使用針灸療法來平抑過於旺盛的胃火，但是由於大多數人沒有受過專業的訓練，對穴位的把握並不準確，可以用按摩代替針灸。

穴位按壓，做法簡易

推拿內庭穴

位置　內庭穴在足背當第2、3跖骨結合部前方凹陷處，是足陽明胃經上的穴位。

做法　用拇指的指腹按住內庭穴1分鐘，輕輕揉動，感到穴位處有酸脹感即可。

分析　內庭穴有瀉胃火、止牙痛、除口臭的功效。因為每天早上7至9點胃經經氣最盛，所以可以在這個時間推拿內庭穴，將胃火從足下扶引出去。推拿完畢後，還可以將足趾頭輕輕上下扳動，持續刺激內庭穴，瀉胃火的效果就會更好。

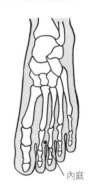

內庭

按壓頰車穴

位置　頰車穴在面頰部，下頜角前上方約1橫指（中指），當咀嚼時咬肌隆起，按之凹陷處，是胃經上的穴位。

做法　用雙手拇指同時刺激兩側的頰車穴，力度由輕漸重地按壓1至2分鐘，每日進行3至4次，以穴位處有酸脹感為佳。

分析　頰車穴向內對應牙齒，有行氣通絡止痛的功效。按摩這個穴位，可有效緩解胃火引起的牙痛。

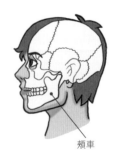

頰車

按摩解溪穴

位置　解溪穴在足背與小腿交界處的橫紋中央凹陷處，當長伸肌腱與趾長伸肌腱之間，是足陽明胃經上的重要穴道之一。

做法　① 用拇指端點有節奏地按壓解溪穴100次。
　　　② 用雙手握住腳踝和腳掌，緩慢轉動腳腕100次，以達到繼續刺激解溪穴的效果。

分析　解溪穴對祛除胃火，緩解牙痛有一定的作用。

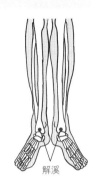

解溪

按摩勞宮穴

位置　勞宮穴在手掌心，當第2、3掌骨之間偏於第3掌骨，握拳屈指的中指尖處，屬於心包經。

做法　擦熱雙手掌，右掌按摩左勞宮，左掌按摩右勞宮，各按摩36次。

分析　勞宮穴有清熱瀉火的作用，常用於治療內熱引起的口臭、口瘡等。每天堅持按摩勞宮穴，就會發現口氣變得越來越清新了。

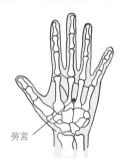

勞宮

揉按足三里穴

位置　足三里穴在小腿前外側，當犢鼻下3寸，距脛骨前緣一橫指（中指），是足陽明經上的重要穴位。

做法　伸直兩膝關節，用拇指指腹按在同側的足三里穴上，其他四指緊附於小腿後側，拇指適當用力揉按30至50次，以感覺穴區有酸脹、發熱感為佳。

分析　通過按摩足三里穴，可起到清熱和胃、解痙止痛、緩解便秘等功效。

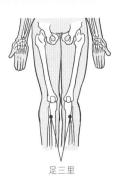

足三里

改變飲食習慣
吃走胃火暗瘡！

　　痤瘡又叫「青春痘」，但它卻不是青春期的專利，很多人即使過了青春期還會冒出暗瘡。中醫看來，臉上長痤瘡與身體裏有多餘的濕和熱有關，濕熱纏綿易造成肺腑功能失調，影響了正常的經絡氣血運行，導致面部皮膚的氣血循環不暢，痤瘡也就出現了。這其中，要數胃熱造成的痤瘡最為多見。通過合理的飲食清瀉胃火，痤瘡就會慢慢消失了。

　　脾胃濕熱是痤瘡形成的主要原因，最典型的就是吃多了辛辣、油膩的食物或熱性的補品、補藥等，就會引燃胃火，使熱毒發散於皮膚表面，形成痤瘡，同時毛孔也會變得很粗，非常影響美觀。對於這種胃火引起的痤瘡，如果單純地使用皮膚外用藥，只能「治標不治本」，而且這類藥物中多含有激素，會刺激皮脂腺增生，時間一長，痤瘡就會生長得更加旺盛。因此，治痘痘最好還是用食療的方法。

從飲食出發，改善胃火問題

　　從食療的角度來說，注意做好以下幾點有益於清胃火、消痤瘡。

一、多吃清涼祛熱的食物

　　痤瘡群發的人應多吃清涼去熱、生津潤燥的食物，如瘦豬肉、豬肺、兔肉、鴨肉、鯽魚、蘑菇、銀耳、黑木耳、芹菜、番茄、綠豆、豆芽、豆腐、蓮藕、梨、柚子、山楂、蘋果等。

二、少吃肥甘厚味的食物

　　痤瘡主要是過食肥甘厚味食物，導致肺、胃濕熱熏蒸面部肌膚所引起。因此，肥肉、動物腦、蛋黃、芝麻、花生等脂肪含量較高的食物都應少吃。

三、少吃辛辣濕熱的食物

　　辛香、辛辣、刺激之物大都性熱，服食這類食物會加重痤瘡的爆發，並會加快爆發的頻率。所以，日常生活中，應養成不吸煙、不酗酒、不喝濃茶、不喝咖啡的習慣，並盡量少食辣椒、蒜頭、韭菜、羊肉等食物。

四、少吃腥發的食物

　　腥發食物引起過敏反應，導致痤瘡加重，並使皮脂腺的慢性炎症擴大而難以治癒。應忌食魚、蝦、蟹及貝類海產等食物。同時，應少吃高糖油膩的食物。高糖食品會使人機體新陳代謝加速，從而使皮脂腺分泌增多。

五、少吃補藥、補品

　　補藥大多為溫熱之物，易使人胃熱更甚，易誘發痘痘。因此，諸如人參、鹿茸、紫河車等補品均不宜長期服用。

為什麼我在飲食上沒有問題，但仍在長痤瘡？

那些暗瘡是因為情志不調，引發胃火所致。不少人背負工作、家庭的壓力，精神長期處在一種失調狀態，情緒容易變化，「化火」的機會也更多。對這類因素引起的痤瘡就要注意調整情緒，不要用過高的目標來要求自己，不要給自己太多壓力，讓自己的心境處於平和的狀態，情緒非常輕鬆，肌膚也會得到很好的改善。

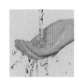

四季降火：
全天候防治胃火飲食法則

　　胃火旺盛是上火中最常見的情況，而且往往和飲食有直接關係。胃火很容易被「點燃」，在任何季節都可能發生。因此，一年四季都要注意調理飲食，以免胃火過旺，嚴重妨礙了脾胃的消化、吸收功能，更會影響多處臟腑，引起各種疾病。

　　那麼，為了預防胃火過旺，需要注意哪些飲食方面的要求呢？

注意食物性質，應對四時氣候

　　從食物的性質來說，胃熱的人適合食用性質寒涼、有清熱瀉火作用的食物，如綠豆、芹菜、馬蘭頭、枸杞頭、柿子、梨、香蕉、冬瓜、絲瓜、西瓜、鴨肉、螺螄等都有清熱、生津、解暑、止渴的作用，對陽氣旺盛、內火偏重的人非常適宜；而羊肉、雀肉、辣椒、生薑、茴香、砂仁、肉桂、紅參、白酒等熱性或溫性食物，有溫中、散寒、補陽、暖胃的功效，胃熱的人食用後無異於火上澆油，一定要避免食用；另外，平性食物則介於寒涼與溫熱之間，具有健脾、開胃、補腎補益身體的功效，胃熱的人可以適當食用。

　　此外，食性還要與四時氣候相適應，寒涼季節要少吃寒涼性食品，炎熱季節要少吃溫熱性食物，飲食宜忌要隨四季氣溫而變化。

搭配不同味道，切忌偏重一味！

食物有酸味、苦味、甘味、辛味、鹹味等多種味道，不同味道的食物也具有不同的食效，有胃熱問題的人需要合理搭配食物的味道，才能更好地清瀉胃熱，保證脾胃功能正常運行。

具體來看，酸味食物有收斂、固澀等功效，能增進食欲、健脾開胃，還可增強肝功能，因為胃熱引起脾胃功能不佳的人可適當食用酸味食物，但也要避免過量，否則會導致消化功能紊亂。苦味食物具有清熱除濕、瀉火解毒的功能，適宜胃熱的人食用。比如苦瓜味苦性寒，胃熱的人可適當食用苦瓜，能達到清熱、解毒、瀉火的效果。甘味食物有補益強壯的作用，胃陰虛火旺的人比較適宜。但由於甜食攝入過多會導致發胖，因此吃甘味食物也不能過量。辛味食物能行能散，具有助熱傷陰的作用，因此對於有胃熱的人，應避免食用辛味的食物。鹹味食物有軟堅散結、滋陰潤燥等功效，對胃熱便秘患者比較適宜，而具有鹹味的食物，多為海產和某些肉類，兼具腥膻之氣，胃熱的人不妨適當食用。

另外，食物的味道還要注意不要與季節相抵觸，比如春季胃火不如冬季熾盛，消化力稍減，應多吃苦、澀味食品。到了夏暑濕熱的季節，宜吃甘性食物，不吃鹹、酸等味。到了夏末，胃火稍衰，反而要食用甘、酸、鹹三味。在秋季，食物應以甘、苦、澀味為本。而在乾燥寒冷的冬季，則要多吃些酸甘清潤的食物，以滋陰潤燥，預防胃火便秘。

調整不良飲食習慣，減少晚餐分量

日常飲食習慣中有很多細節可能人們沒有注意，但卻會在不知不覺中損害脾胃健康，滋生胃熱，引起很多不適。像很多人喜歡一邊吃滾燙的火鍋一邊喝冰涼的飲料，這樣一冷一熱，對脾胃造成刺激，就損傷脾胃，引發虛火。因此，預防胃熱要培養良好的飲食習慣，在清胃火的同時，還要注意胃部保暖，並要適當轉變烹調手法，這樣才能吃得健康不上火。

　　另外，胃熱的人在晚餐應少吃點，一般說來，最常見的能導致胃酸倒流的原因就是晚上吃得過多、攝入脂肪多。同樣，為了減少對胃的刺激，胃熱的人還要注意少吃巧克力、咖啡和咖啡因飲品等，而且對於柑橘類食物也應盡量迴避，因為柑橘類食物屬於酸性，能引起類似燒心的感覺。其他能引起燒心的食物如蒜頭、洋蔥、辛辣食物、番茄，都要避免食用。

四季祛火養胃的飲食建議

【去胃火食療方】

木耳祛火湯

材料　白木耳、黑木耳、山楂各10克

做法　1. 把白木耳、黑木耳用水浸發，清洗乾淨，把山楂洗淨。

　　　　2. 把白木耳、黑木耳、山楂加適量水煮約半小時即可。

溫馨提示：白木耳性平無毒，既有補脾開胃的功效，又有益氣清腸的作用，還可以滋陰潤肺，適合胃火旺盛、脾胃功能失調的人食用。

海蜇馬蹄湯

材料　海蜇皮50克，馬蹄100克

做法　1. 海蜇皮洗淨，馬蹄去皮切片。

　　　　2. 把海蜇皮、馬蹄加適量清水，同煮湯即可。

溫馨提示：海蜇有清熱化痰、消積化滯等功效，馬蹄對實熱、陰虛或氣滯引起的便秘效果較佳，兩者一起食用，對胃熱引起的便秘、消化不良、食欲缺乏等有防治作用。

蘆筍海螺湯

材料　海螺250克，蘆筍150克，木耳（浸發）30克，大蔥、薑、植物油、料酒、食鹽各適量

做法　1. 將材料洗淨，把海螺、蘆筍切成薄片。

　　　　2. 將海螺、蘆筍放入油鍋中煸炒幾分鐘。

　　　　3. 鍋內加入木耳、上湯，燜煮至熟後加食鹽調味即可。

溫馨提示：蘆筍有清熱解毒的功效，海螺對於胃熱口渴、胃脘疼痛等也有防治功效，很適合胃火旺盛的人食用。

三絲豆苗湯

材料　豆苗、竹筍、鮮香菇、紅蘿蔔各20克，料酒、清湯、食鹽、薑、麻油各適量

做法　1. 把材料洗淨，豌豆苗瀝乾水分，用開水焯一下。

2. 把竹筍、香菇、紅蘿蔔加適量清水煮熟，撈出晾涼後切成細絲。

3. 把清湯燒開，加入豆苗、筍絲、香菇絲、紅蘿蔔絲，下入食鹽、料酒、薑，燒開後淋上麻油即可。

溫馨提示：這道湯可補益脾胃，解除熱毒，並可提供豐富的膳食纖維，有助於緩解胃熱便秘。

蘑菇粳米粥

材料　粳米50克，蘑菇10克

做法　1. 將材料洗淨。蘑菇切成細絲。

2. 將粳米加適量清水煮粥，半熟時加入蘑菇絲，煮至米熟時即可。

溫馨提示：這道粥可用於緩解胃熱嘔吐、腸熱瀉痢、食慾缺乏等多種不適。

小米綠豆粥

材料　綠豆20克，小米50克

做法　1. 將綠豆、小米淘洗乾淨。

2. 把綠豆加入適量清水中，煮50分鐘後，加入小米，待小米煮爛後即好。

溫馨提示：小米綠豆粥可清熱解毒、消暑利水、生津止渴，對胃熱引起的煩渴等症特別有效。

鮮菇小米粥

材料　粳米50克，小米100克，平菇40克，蔥、食鹽各適量

做法　1. 將材料洗淨，把平菇切片，用開水汆一下。

2. 將粳米、小米適量清水煮粥，加入平菇拌勻，下食鹽調味，熟後撒上蔥末即可。

溫馨提示：小米有清胃火、瀉腸熱的作用，和鮮蘑菇一起食用，營養豐富，有助於提高人體免疫功能，促進血液循環，對高血壓、糖尿病等都有很好的預防作用。

薑汁青瓜

材料　嫩青瓜500克，生薑25克，白糖、食鹽、麻油、雞精各適量

做法　1.將嫩青瓜洗淨，去蒂，用涼開水沖一下，切成粗條，加食鹽拌勻，醃一會兒，
瀝去水分；將生薑洗淨，瀝乾水分，用刀拍散，切成薑末。

　　　　2.把生薑末撒在青瓜上，倒入適量白糖、麻油、雞精攪拌均勻即可。

溫馨提示：青瓜有清熱利尿、預防便秘的功效，很適合胃熱引起便秘的人食用。

嫩薑拌萵筍

材料　嫩薑50克，萵筍200克，芥末仁150克，食鹽、麻油、白糖、醋、醬油各
適量

做法　1.將萵筍削去皮，切成長條，加鹽拌勻醃漬2小時後，在沸水鍋中略焯，瀝乾
後，加白糖、香醋醃漬。

　　　　2.芥末仁切成長條，放沸水鍋中炸熟，加醬油、白糖、香醋醃2小時。

　　　　3.將嫩薑刮去皮，切長細絲，加醋醃漬半小時，與萵筍條、芥末仁放在一起
拌勻，淋上麻油即成。

溫馨提示：萵筍味甘、性涼、苦，有利五臟、通經脈、清胃熱、清熱利尿之效。這道
菜能健胃止嘔、化痰、增進食欲，並能補筋骨、開膈熱、祛口氣、白牙齒、明眼目。

核桃仁拌芹菜

材料　芹菜300克，核桃仁50克，食鹽、雞精、麻油各適量

做法　1.將芹菜摘洗乾淨，切成長段，用開水焯一下，瀝乾水分，加食鹽、雞精、
麻油醃一會；將核桃仁用熱水泡後，剝去表皮，再用開水泡5分鐘。

　　　　2.把核桃仁與芹菜拌勻即成。

溫馨提示：芹菜性涼，適合胃熱的人食用，而且還含有大量的膳食纖維，與富含油脂
的核桃仁同時食用，可以潤腸通便，緩解胃熱引起的便秘。

薑汁拌菠菜

材料　菠菜500克，鮮薑末、醋、醬油、食鹽、麻油各適量

做法　1.將菠菜洗淨、切段，用開水略焯一下。

　　　　2.把薑末加入醋、醬油、食鹽、麻油調成汁料，澆在菠菜上，拌勻。

溫馨提示：菠菜性涼，有滋陰潤燥清火的功效，而且菠菜還有大量的膳食纖維，有促
進腸道蠕動的作用，利於排便。

脆爆海帶

材料　浸發海帶90克，麵粉15克，麻油3毫升，植物油300毫升，醬油、食鹽、糖、醋、黃酒、蒜蓉、生粉水各適量

做法　1. 將海帶洗淨、切塊。

2. 將海帶用適量麵粉、清水掛糊，然後放入油鍋中煎炸至金黃後撈出。

3. 炸好的海帶倒入調好的的芡汁中，翻炒幾下即成。

溫馨提示：海帶性涼，適合胃熱的人食用，而且其中含有的氨酸還具有降壓作用，經常食用有助於預防高血壓。

金針菇炒雙耳

材料　鮮金針菇200克，浸發銀耳100克，浸發木耳100克，青豆25克，紅蘿蔔25克，花生油、薑、蔥、食鹽、雞湯、麻油各適量

做法　1. 將材料洗淨，略切一下。

2. 把木耳、銀耳、青豆、紅蘿蔔絲放入油鍋中炒幾下，再加入金針菇、食鹽和雞湯翻炒片刻，淋上麻油即成。

溫馨提示：金針菇性涼味甘，適合胃熱的人食用，而黑木耳可補益脾胃，銀耳可滋補生津，一起食用有助於緩解胃熱嘔吐、胃脘疼痛、口乾少津等症。

五味苦瓜

材料　苦瓜1條，醬油、番茄醬、麻油、醋、糖、食鹽、蒜頭、紅辣椒、蔥各適量

做法　1. 將苦瓜洗淨，剖開、去瓤、切片，在清水中泡一會兒。

2. 把蔥、蒜頭、紅辣椒剁碎，與調味料調勻製成五味醬。

3. 將苦瓜放入盤中，撒上五味醬即可。

溫馨提示：苦瓜能清熱、解毒，涼拌食用或榨汁可緩解胃熱口臭、胃脘痛等症。

蝦米燒蘿蔔

材料　青蘿蔔250克，蝦米25克，食鹽、植物油各適量

做法　1. 將材料洗淨，把蝦米浸發，蘿蔔切塊。

2. 將蘿蔔塊放入油鍋中煸炒，再加入食鹽炒勻，放入蝦米、適量清水，燒至蘿蔔塊熟透，即可。

溫馨提示：青蘿蔔味甘，性涼，食療功用比白蘿蔔還好，不但能夠清肺胃燥熱，還有很好的解毒功效，可緩解煤氣中毒等造成的身體不適。

炒三絲

材料 馬鈴薯150克，紅蘿蔔150克，芹菜100克，植物油、食鹽、醋、生粉、葱、薑各適量

做法 1. 將材料洗淨，馬鈴薯去皮。把馬鈴薯、紅蘿蔔分別切絲，芹菜切斷。

2. 將馬鈴薯絲、紅蘿蔔絲、芹菜段用開水焯燙過，再用涼水過涼，瀝乾水分。

3. 鍋內下入葱段、薑片炒香，把馬鈴薯絲、紅蘿蔔絲、芹菜段倒入，翻炒後加適量醋、食鹽炒勻，用生粉勾芡出鍋即可。

溫馨提示：炒三絲健脾益氣、和胃調中；芹菜可清胃火、潤腸道，可防治胃熱便秘。

木耳海螺

材料 淨海螺肉200克，浸發木耳20克，青瓜100克，肉湯、料酒、食鹽、薑末、芫荽、雞油各適量

做法 1. 將材料洗淨，把芫荽切成末，青瓜、海螺肉切成片，木耳撕成瓣。

2. 把海螺肉用開水汆一下，撈出放在青瓜上面。

3. 將肉湯、木耳、料酒、食鹽燒開後，澆在海螺上，淋入雞油，撒上芫荽末即成。

溫馨提示：海螺肉、青瓜等有清熱的功效，適用於胃熱引起的疼痛。

苦瓜烏魚片

材料 烏魚片100克，木耳20克，苦瓜150克，葱、薑、植物油、食鹽、料酒各適量

做法 1. 把材料洗淨，木耳用溫水浸發，把苦瓜切片。

2. 把烏魚片與苦瓜片放入油鍋，用急火略炒，再放入木耳、食鹽、葱、薑、料酒，炒到烏魚片熟透即可。

溫馨提示：苦瓜清涼祛火，和烏魚片一起食用，還有益養脾胃的功效，能夠促進食欲，對慢性胃炎、慢性腸炎、胃炎、胃竇炎、消化性潰瘍等都有一定療效。

鯽魚煲豆腐

材料 鯽魚1條，豆腐200克，食鹽適量

做法 1. 將鯽魚剖洗乾淨後。將豆腐切成小塊。

2. 將鯽魚、豆腐同放入鍋內，加適量清水煮1小時，加少許食鹽調味。

溫馨提示：鯽魚性味甘平，豆腐性涼味甘，二者搭配食用，不僅營養豐富、全面，還有清肺熱、降胃火、止鼻血的功效。

【清胃火茶療方】

蘿蔔蜂蜜茶

材料　白蘿蔔120克，茶葉5克，蜂蜜25毫升

做法　將蘿蔔搗爛取汁，茶葉用沸水沖泡5分鐘後漉出茶汁，兩者混合加蜂蜜調勻，蒸熱服飲。

溫馨提示：蘿蔔性平，具有消積滯、化痰止咳等功效；茶葉能清胃火；蜂蜜具有潤腸通便的功效。本方對胃火食滯、大便不通的不適有很好的緩解作用。

山楂茶

材料　山楂片25克，綠茶2克

做法　山楂片、綠茶混合後加水煎沸5分鐘即成。

溫馨提示：山楂具有消食健胃、行氣散瘀的作用。綠茶具有清頭目、除煩渴、消食、化痰的功效。本方能開胃、助消化，對胃火引起的消化不良等有很好的作用。但應注意，脾胃虛弱者不宜多食。

蜂蜜茶

材料　蜂蜜25毫升，綠茶0.5至1.5克

做法　混合後加沸水沖泡5分鐘即成。

溫馨提示：蜂蜜具有潤腸通便的作用，綠茶具有清頭目、除煩渴、消食、化痰的功效。適用於精神困倦，四肢乏力，暑熱口渴，汗多尿少，病後體弱，陰虛便秘。

三花陳皮茶

材料　玫瑰花6克，茉莉花3克，金銀花9克，陳皮6克，甘草3克，綠茶9克

做法　混合後用沸水沖泡10分鐘即成。

溫馨提示：玫瑰花香氣最濃，柔肝醒胃；茉莉花益氣活血；陳皮能化濕和中、理氣解鬱。本方對於急性或慢性腸炎、細菌性痢疾等症效果不錯。

第**6**章

腎火悄悄滅 ....

在中西醫理論中，對腎的認識雖然概念稍有差異，但「腎是人體內非常重要的器官」這一認知卻毫無二致。腎火旺盛，就會出現失眠、精力下降、腰膝酸軟等不適，進一步還可發展為腎功能不全，嚴重危害身體健康。為此，我們在日常生活中一定要多多關注腎的健康，如果能夠從日常飲食方面多加調養，滋陰補腎，同時注意改變一些不良飲食習慣，就可能減輕腎的負擔，讓腎功能逐漸恢復正常。

什麼是「腎火」？

腎火是腎陰虛引起的。中醫學認為，腎為人體先天之本，人體腎中的精氣是構成人體的基本物質，與人體生命過程有着密切的關係。有研究表明，人從30歲起，腎中精氣開始出現生理性不足。40歲以後，開始出現明顯的虧虛，如果不及時給予補養和緩解，就會越來越虛。

身體的警號，徵狀逐個捉──腎火

(1) 牙齒常常無故疼痛，出現鬆動。

(2) 舌頭顏色鮮紅，沒有舌苔。

(3) 時常沒來由的頭暈目眩。

(4) 夜間睡不安穩，常常盜汗驚醒。

(5) 白天昏昏欲睡，晚上常常失眠。

(6) 經常耳鳴，嚴重時甚至出現暫時性耳聾現象。

(7) 常在傍晚時分感覺身體燥熱難當，情緒不佳。

(8) 沒有做任何體力勞動或高強度運動，卻總覺得腰酸背痛。

(9) 沒有緣由的感覺脛骨部位或足跟疼痛。

(10) 脫髮嚴重，男性還會有滑精現象。

以上各項，如果達到5項以上，就說明您的身體處於腎火旺盛狀態。

腎陰不足，滋生腎火

　　而腎虛又可以分為腎陽虛和腎陰虛，而腎火旺盛則是腎陰虛引起的。當腎出現了陰虛的問題後，就會引發腎火，致使腎的代謝和排毒能力明顯下降。

　　所謂腎陰，就是全身陰液的根本，起着濡養各個臟腑器官的重要作用，中醫還把它稱為真陰、腎水等。而腎陽則是我們之前提到的腎中的陽氣，對全身氣機起着溫煦、推動的作用。腎陰與腎陽一起相互依存、互相為用，維護着體內臟腑陰陽的相對平衡。當這一平衡遭到破壞後，就會出現腎陰、腎陽偏衰或偏盛的病理變化。

腎火旺盛，夜間病痛多多

　　臨床上，腎陰虛較陽虛更為常見，二者都會有腰膝酸軟、四肢乏力等腎虛的常見不適。而中醫又有「陰虛生內熱」的説法，因此腎陰虛的人還會出現五心煩熱、傍晚口乾、潮熱盜汗、睡眠不安、頭暈目眩、耳鳴耳聾，牙齒鬆動或疼痛，尤其夜間痛得厲害但牙齦不腫，或有反復發作的口腔潰瘍、尿道感染等內熱的不適，也就是中醫所説的「腎火旺盛」。

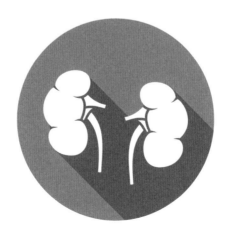

腎臟上火
身心俱疲

　　腎陰起着濡養各個臟腑器官的重要作用。一旦腎陰不足，就會造成腎虛火上炎，影響身體多個部位，誘發心煩失眠、齒根鬆動等問題，令身心受到火氣的困擾。要解決問題，就要滋陰養腎。

腎虛火也是失眠主因

　　人的一生中約有 1/3 的時間是在睡眠中度過的，睡眠對人的身心健康至關重要。然而有睡眠問題的人卻不在少數。失眠或睡不好，不僅會讓身心感到極度疲憊，還會引發偏頭痛、神經衰弱、抑鬱症等多種疾病，因此決不能等閑視之。

　　不過，想要治癒失眠，決不能依靠吃安眠藥等治標不治本的手段，那樣即使暫時能夠起到作用，卻沒有改變身體不健康的現狀，而且還容易讓人對藥物產生依賴性，更會大大損害健康。那麼，失眠的根源究竟是什麼呢？

心腎不交，睡眠難安

　　在中醫看來，失眠主要是因為人體內陰陽失衡，除了我們前面提到的肝陽亢可引起失眠外，腎陰不足也是一個非常重要的因素。腎陰不足會造成虛火上炎，影響到心等多個臟腑器官，就會讓睡眠處於一個失常的狀態。

比如很多年老體弱、久病不癒、勞累過度，或先天體質不足的人都可能有睡不安、時睡時醒、腰酸腿軟、潮熱盜汗等表現，這就是腎陰虛、心火旺所致。中醫對此還有「心腎不交」等說法。

滋陰補腎才是治本方法

緩解失眠當以滋心陰，養心神為主，得從平衡陰陽的角度出發，採用一些交通心腎的藥物、食物等，如交泰丸、黃連阿膠湯等。想要治本，則還要加上補腎陰的藥物、食物等。中醫對此的推薦一般是六味地黃丸等，但也不能一概而論，比如陰虛同時有盜汗、耳鳴、五心煩熱（雙手心和雙足心發熱與心煩）的情況需要服用知柏地黃丸；陰虛同時有頭暈目眩的情況需要服用杞菊地黃丸；有夜晚口乾的情況需要服用麥味地黃丸。所以想要改善陰虛失眠，需要遵醫囑服用藥物，若服用後感覺失眠不適減輕，則可以堅持服用一年時間，但若服用後無效或出現其他不適，則應及時找醫生診治。

除了藥補之外，陰虛失眠者還可接受一些放鬆緩解如生物反饋、練習瑜伽、進行睡前按摩、睡前沐浴方法等，可以起到心身放鬆的作用，有利於睡眠。

需要提醒的是，不少人都習慣每天食用溫補的食物來改善睡眠質量，有些屬於腎陰虛的人沒辨明不適，就在煲湯時放了一些有助安眠的補藥，但是這些溫補的食物、補藥過於溫燥，而體內虛火旺盛，過多食用溫補食物反而會「火上加油」，容易加重煩躁、失眠等問題，此時改善睡眠應當以滋陰補腎為主。

齒根動搖？腎上找原因！

牙齒有幫助咀嚼、發音和保持面部外形的功能，它的堅固與否無論對

我們的身體健康還是容貌美觀都非常重要。隨着年齡的增長，牙齦逐漸萎縮，會出現不同程度的牙齒鬆動，這本屬於正常的生理現象。可是很多青壯年人，牙齒也開始微微搖動，甚至脫落，這就應當引起足夠的注意了。

牙齒過早鬆動，反映腎精不足！

中醫認為，過早地出現牙齒鬆動，可能是腎臟出現問題。這是因為腎「主骨生髓」，而牙齒又是「骨之餘」，牙齒的堅固與否與腎的功能健旺與否息息相關。從某種意義上說，牙齒幾乎就是人體腎健康的一面鏡子。若牙齒堅固、咀嚼有力，就說明腎中精氣充足；而牙齒鬆動、脫落則說明腎中精氣不足，需要採取各種措施及時調理，才不會引起更為嚴重的後果。

而這其中又包含了腎陰虛和腎陽虛兩種類型。腎陰虛引起的牙齒鬆動多見於青壯年，或是因為房事不節，或是因為平素思慮操勞過度，損傷腎陰，導致骨髓失去濡養，齒根就會動搖。屬於這種情況的話，一般還會有牙齦宣露、腰酸、頭暈、耳鳴、脫髮、舌頭瘦薄、舌質嫩紅等陰虛火旺的不適。而腎陽虛引起的牙齒鬆動則多見於長者，或久病體弱的人等，腎氣虛衰無法固攝牙床，牙齒才會浮動。這種情況一般很少有牙齦外露，而多有小便淋漓不盡或失禁、舌苔薄白等不適。

養護腎精，改變飲食習慣

對於兩種類型的牙齒鬆動，緩解的方法自然不同。屬於腎陰虛引起的問題應當注意在滋補腎陰的前提下堅固牙齒，中醫常用的方劑有六味地黃丸加骨碎補等。而對腎陽虛引起的問題則要在補腎陽的前提下堅固牙齒，中醫常用的方劑有還少丹等。所以有牙齒鬆動問題的人應當先諮詢中醫師，辨明自己屬於腎陰虛還是腎陽虛，而後才能對症緩解。

除了藥物緩解外，平常也要注意養護腎精，才是護齒所必需的。想有一副健康的牙齒，應多吃一些含鈣豐富的食物，特別是在嬰幼兒時期就應多給孩子選擇一些能促進咀嚼的蔬菜，如芹菜、捲心菜、菠菜、韭菜、海帶等，不僅增強牙齒的硬度和堅固度，還能防齲齒（蛀牙）。另外，多咀嚼也可以起到養護腎精、保護牙齒的作用，可多吃一些較硬的食物，如粟米、高粱、牛肉、瓜子、核桃等。此外，還可以選擇一些具有補益腎精作用的食物，如黑芝麻、瘦豬肉、山藥、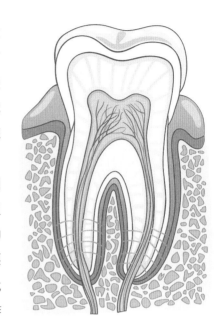花生等。同時還要注意口腔衛生，以正確的方式堅持每日刷牙、漱口，可避免食物殘渣夾在齒縫，附於齒齦，腐蝕牙根，引起牙齒鬆動、脫落。

當然，牙齒鬆動也有一部分屬於其他臟腑的問題，如飲酒過度或嗜食辛辣也會造成腸胃積熱，上炎至口腔，引起牙齒浮動、牙齦紅腫或宣露，同時有口臭、便秘等不適。對此也要注意鑒別，不可一概而論。

祛火補腎
從生活調養開始

　　腎火旺盛與腎陰不足有直接關係，想要滅除腎火，就得滋陰補腎。腎陽虛和腎陰虛並不是截然分開的，無論是腎陰虛，還是腎陽虛，如果發展到一定程度，都會陰損及陽，陽損及陰，腎陰虛時間長了也會有腎陽虛的不適，所以在緩解調養腎陰虛的時候，也不能只用補腎陰的藥物或食物等，而應當注意日常調理，從根源上呵護好腎中精氣。這樣才能逐漸改變腎陰虛、腎陽虛的局面。

節制房事，陰精盈滿

　　在中醫抗衰老、保健康的理論中，常把保護腎精作為一項基本措施。對此，前人早有定論：「二十者，四日一泄；三十者，八日一泄；四十者，十六日一泄；五十者，二十日一泄；六十者，當閉固而勿泄。」總的意思是說對房事要有節制，既要節而少，又要宜而和。只要做到節欲保精，就會陰精盈滿，腎氣不傷，精力充沛，從而有利健康，達到延年益壽的效果。

調暢情志，安神養氣

　　七情六欲，人皆有之，屬於正常的精神活動。若情志過激，就會損傷腎氣，所謂「恐則傷腎」就是這個意思。因此在心志情緒方面應該保持怡淡

虛無，養心凝神；節制七情，安心養神；心情舒暢，積精全神；禮善忍讓，修身養神。只要精神愉快，心情舒暢，則腎氣不傷。腎氣健旺，五臟六腑得以溫煦，功能活動正常，身體才能健康。

起居有常，腎陰健旺

人與自然相應，順應自然，起居有常，也是養生護腎的主要措施。在這方面中醫早就提出「春夏養陽，秋冬養陰」的護腎法則。這裏所說的「陽」就是腎氣，而「陰」則是腎精。所以在春季，應該是「夜臥早起，廣庭於步」，以暢養陽氣；在夏季應該是「夜臥早起，無厭於日」，以溫養陽氣；在秋季，應該是「早臥早起，與雞俱興」，以收斂陰氣；在冬季，應該是「早臥晚起，必待正光」，以護養陰氣。若能做到起居有常，自然精氣盛，腎氣旺，能夠達到抗衰老、保健康的目的。

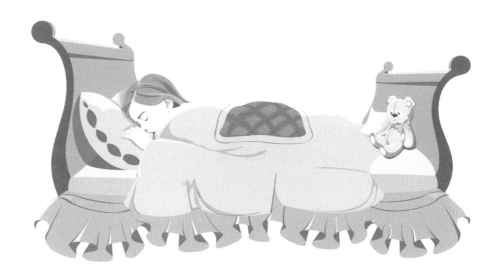

踩單車
治腎陰虛

　　腎陰虛的人是不宜進行高強度運動的，因為腎陰虧損的人本就精氣不足，高強度運動會造成人體精氣耗傷，使問題加重。不過，腎陰虛的人也並非完全不能運動，只要把握好運動的度，就不僅不會對身體造成損害，反而還能對腎起到一定的保護作用。比如，踩單車就是一種比較適合腎陰虛的人進行的鍛煉。

踩單車按摩穴位，健腎降火

　　踩單車運動量小，運動方式較自由，運動起來非常輕鬆，不受時間、地點、速度的限制。而且踩單車時人體的手掌扶住車把，腳掌蹬踏車蹬板，臀部接觸車座，無形中就能對手掌心、腳掌心多處經脈、穴位進行一種有益的按摩。像腳掌心的「湧泉穴」、手掌心的「勞宮穴」都有養腎健腎的功效，踩單車的過程中，不斷按摩這些穴位，有助於改善腎陰不足、腎氣虛弱的問題。特別是踩單車時車座有節奏地摩擦主管腎水的「會陰穴」，更是能夠協調和改善泌尿、生殖系統功能，有助於預防早衰、防治多種疾病。

　　因此，腎陰虛的人不妨經常走出戶外，去進行踩單車的鍛煉。選擇在戶外鍛煉的原因是能夠接觸大自然中新鮮的空氣、溫暖的陽光，有助於開闊身心、放鬆神經，當然，也有利於心理「降火」，可有效防治頭痛、失眠、焦慮及都市疲勞症等症。

誤選路線及車座高度，容易弄巧成拙！

　　不過，戶外鍛煉的路線一定要避免選擇市區交通密集的街道、馬路等，一方面在人流、車流密集處踩單車很不安全，另一方面汽車廢氣及塵土對運動中的人危害也很大。而且踩單車時，由於運動量加大，心肺功能增加，如果無法避開廢氣和塵土，那麼被動吸入的有害氣體將會隨着心肺功能的加強而快速傳遍全身，進而毒害到全身臟器。短期內使人感到心裏不舒服、乾咳；時間長了人會頭痛、渾身無力。長年累月在馬路上騎車鍛煉，被動吸入的廢氣還可能引發肺部疾病。

　　此外還要提醒的是，踩單車鍛煉前，一定要注意調整好自行車車座的高度和把手等，這樣才能更好地起到摩擦穴位健身的目的，而且調整好車座的高度還可以避免大腿根部內側及會陰部的擦傷或皮下組織瘤樣增生，調整把手可以借助於找到避免疼痛的良好姿勢。一般而言，車座的高度應稍低於車把5厘米左右，理想的座位高度應該能讓騎車時伸直腿。因為這樣騎車很省力，而且利於保護膝蓋。

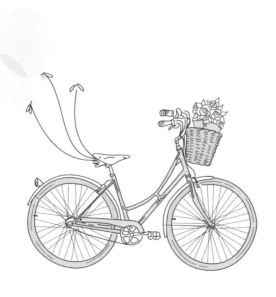

「叩齒咽津」
補腎法

　　對於腎陰不足的人來説，有一種非常簡便易行的自我保健療法，那就是「叩齒咽津法」。所謂叩齒咽津，就是上下牙齒做有節律的相對叩擊後，再用舌貼着上下牙床、牙面慢慢攪動，同時將口中產生的口水徐徐咽下的一種保健方法。

「叩齒咽津」保健動作

具體做法：

1. 進行叩齒鍛煉時，先將下頜骨向前方稍推移，上下門牙的咬合面能靠接，使上下牙列相互扣擊，力度自定以感覺舒適為度，次數不限。

2. 再使下頜骨後縮，上下臼齒的咬合面能靠接，使臼齒部互相擊動30次。

3. 叩齒完畢後，用舌頭貼着上下牙床、牙面來回攪動幾次，當感覺有津液（唾液）產生時，不要咽下，繼續攪動，等唾液漸漸增多後，開始用唾液漱口（也叫鼓漱）30次左右。

4. 最後將唾液慢慢分三次咽下。

溫馨提示：在練習叩齒咽津保健法時，最好選擇在早起刷牙前進行，能夠取得最理想的效果。鍛煉的同時，還可以結合一些其他的身體鍛煉，例如叩齒同時可以搓擦足底湧泉穴等，以更好地滋補腎陰，不過需要注意的是身體鍛煉的動作應當與叩齒的節奏保持一致。

　　經常做叩齒咽津的鍛煉能夠促進局部氣血運行通暢，以堅固牙齒、延緩牙齒脫落，而牙齒的健康與否又是腎精氣充沛與否的一個指標，因此，與其說叩齒咽津是在堅固牙齒，不如說是在補充腎精。叩齒能健齒、補充腎精，所以有很好的健腎功效。特別是叩齒咽津時產生的唾液正是腎精所化，在中醫上有「金津」「玉液」之稱，將唾液徐徐吞下，也有滋養腎中陰液精氣，改善腎陰虛火旺的作用。所以，叩齒咽津的保健法不妨多做，久而久之，會令人腎氣充沛而身體健旺，並可預防早衰和多種腎陰虛引起的疾病。

　　除了早起可以鍛煉外，也可在午飯後、睡覺前各加做一次。鍛煉時體姿可隨意，站立、坐着均可，眼平視前方或微閉，思想集中，想像自己的腎越來越強壯。並且叩齒的力量可以不求一律，可根據牙齒的健康程度，量力而行。但必須持之以恆，從不間斷，方可見成效。

　　需要提醒的是，叩齒運動雖然簡單易行，但也要注意一些細節，才能達到最理想的保健效果。比如，叩齒的頻率不能太快，應舒緩而有節奏。叩齒的強度一定要適中。尤其是長者，在叩齒當中一定要把握好其叩齒用力的度，否則叩齒養齒不成，反而因用力過大損傷了牙齒。不要在飯後馬上叩齒，應將口腔的殘食清除之後，再開始叩齒為好。因為殘食在口腔中會產生酸性很強的腐蝕作用，對牙齒會起到很強的侵蝕作用，此時進行叩齒，會加強對牙齒的磨損，應特別注意。此外，患有口舌糜爛和口腔炎時不宜叩齒。如在此過程中口腔有炎症，可暫停數日，待炎症癒後再進行叩齒鍛煉。

足底耳穴按摩
補腎降火

　　通過刺激足底、耳部一些穴位，可有效補腎降火，調理人體各部及臟腑功能。經常鍛煉，還能顯著改善腎陰虛造成的耳鳴、眩暈、頭痛、五心煩熱、顴紅盜汗等多種不適。

按壓穴位，緩解陰虛

按摩耳郭

`做法`　① 掌心對着太陽穴，手掌倒向下，按握住耳郭，輕揉10次，直到耳朵微紅，有點溫熱為止。

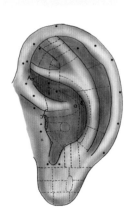

　　　② 用雙手掌把耳朵由後面帶動耳郭向前掃，緊接着再回過來時帶動耳郭向後掃，反復做10次即可。

　　　③ 雙手握成空拳，以食指、拇指沿耳郭上下來回擦摩數十下，使之充血發熱。

溫馨提示：耳彙聚人體六條陽經經脈，通過按摩耳郭，可調和人體陰陽，不僅能補腎去腎火，還有健腦、聰耳、明目等多種好處，對於腎陰虛火旺引起的心慌、頭痛、頭昏、腰腿痛等也有一定的緩解作用。

揉搓耳垂

`做法`　① 用手指輕捏住耳垂，反復揉搓並用力前後上下拉動，力度以不疼痛為限，每日2至3次，每次做1分鐘。

　　　② 以雙手食、拇指肚，分別提揉雙耳垂，先輕輕捏揉耳垂半分鐘，使其發紅發熱，然後揪住耳垂向下拉，再放手，讓耳垂回原形。

溫馨提示：耳垂處的穴位有頭、額、眼、舌、牙、面頰等穴，按摩耳垂不僅可以起到補腎去腎火的作用，還可以達到加強元氣、激發和推動全身臟腑組織器官的作用。經常按摩耳垂有助於緩解腎陰虛火旺引起的耳聾、耳鳴、心神不安、失眠等症。

搓擦湧泉穴

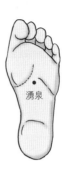

湧泉

`位置` 湧泉穴在人體足底穴位，位於足前部凹陷處第2、3趾趾縫紋
頭端與足跟連線的前1/3處，為全身俞穴的最下部，是腎經的
首穴。

`做法` ① 用改善睡眠功能的植物提取液浸泡雙足，然後洗淨雙足。

② 用左手小魚際輕擦右足底湧泉穴，再用右手小魚際輕擦左
足底湧泉穴，來回摩擦各100次，以感覺到足心微熱為佳。

溫馨提示：通過按摩湧泉穴有助於引導腎經虛火下行，對腎陰虛火旺
引起的心悸、眩暈、失眠、耳鳴、雙足無力等有防治作用。

按壓太溪穴

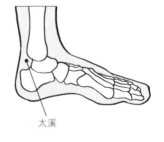

太溪

`位置` 太溪穴位於足內側，內踝後方與足跟骨筋腱之
間的凹陷處，是人體足少陰腎經上的主要穴道
之一。

用左手拇指按壓右踝太溪穴，先按逆時針方向
按壓20次，再按順時針方向按壓20次，然後
再用右手拇指按壓左踝太溪穴。以穴位處有酸
脹感為佳。

溫馨提示：太溪穴有清熱生氣、驅散腎火的功效。按摩太溪穴對於腎陰虛火旺引起的
牙痛、喉嚨乾痛、精力不濟、手足無力、腰酸痛等都有一定的防治功效。

揉按復溜穴

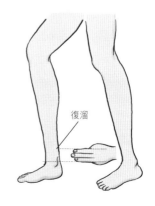

復溜

`位置` 復溜穴在小腿內側，太溪直上2寸，跟腱的前
方，屬足少陰腎經。

`做法` 將手拇指腹按在復溜穴處，分別揉按左右側復溜
穴各36次，以穴區有溫熱感為宜。

溫馨提示：復溜穴有很強的滋補腎陰的功效，對腎陰虛
火旺引起的口乾、乾咳、哮喘、怕熱、盜汗、煩躁難眠
等症都有很好的防治作用。

四季降火：寒冬陽氣閉
補腎防虛火

　　冬季，是指從立冬之日，到次年立春為止，歷經六個節氣，是一年之中最為寒冷的季節。中醫認為，冬季對應的臟腑正是腎，此時人體陽氣閉藏，全身的生命活動全靠腎來發揮作用，冬季應當以保養腎為主。然而，冬季補腎同樣要辨明陽虛、陰虛，從而制定合理食療、食補方案。

　　腎陽虛的人冬天怕冷、手腳冰涼，而腎陰虛火旺的人即使在寒冬也常會有手心、腳心發熱、口乾、想喝冷水等特點，故不能一概地採用溫補腎陽的方法，冬天應當注意滋補腎陰。

　　具體來看，冬季補腎養陰可以從以下幾個方面着手。

多吃生津養陰的食品

　　腎陰虛的人在飲食中應注意多吃些清涼滋潤、生津養陰的食品，以彌補腎陰的虧虛，緩解旺盛的腎火。比如一些新鮮的、富含水分、清涼可口的蔬菜瓜果，還可以食用一些滋陰補腎的粥品、羹品，如麥冬粳米粥、銀耳百合羹等（具體食譜見下文內容），既可滋補腎陰，還能驅寒，防治着涼感冒。

多吃黑色食品

　　所謂「黑色食品」，指的是一些含有黑色素且營養豐富的食物，像黑

米、黑豆、黑木耳、黑棗、紫菜、海帶、栗子、海參等都是常見的黑色食品。含有黑色素且營養豐富的食物多有入腎強腎、滋補腎陰、補血益氣、保健益壽等獨特功效，營養價值很高。而且這類食品大多性味平和，補而不膩，食而不燥，最適合冬季進補食用，對體質較弱的老人、兒童也很適宜。

多吃補脾胃的食物

　　中醫認為，脾為後天之本，腎為先天之本，先天養後天，後天滋先天，這是人的生命之本。因為脾胃具有納化功能，可化生水穀精微，充養腎精，而腎精充足，精化氣，則腎氣旺；若脾胃虛弱，納化失常，無法充養腎精，精虛則不能化氣，腎氣就會虧虛。因此養腎一定要重視對脾胃的調養，平時應當對食物合理調配，烹調有方，並要注意飲食有節，飲食清淡，以減輕脾胃納化的壓力。只要脾胃不衰，腎氣充足，陰虛化火的情況就會得到緩解，人自然也能夠健康長壽。

適量食用鹹味食物

　　鹹味的食物有海產及某些肉類等，中醫認為鹹味入腎，有補益陰血的作用，所以適量食用鹹味食物有助於滋補腎陰、袪散旺盛的腎火，比如鹹味的海蜇、海帶、豬肉等。不過鹹味也不是吃得越多越好，味過於鹹則會使腎陰太過而損傷腎陽，由此造成的結果便是腎陰虛的問題尚未解決，又出現了腎陽虛的徵兆。所以吃鹹味食物應當適量，烹調時加鹽也要注意，盡量將每天鈉鹽攝入量控制在6克以下。

適當食用性涼的食品

　　進入冬季以後，人們大都會進食熱食來保暖健身，而把寒涼食品拒之口外。殊不知，在嚴寒的冬季，若能適當吃些冷食，不但對身體無害，反而還有益處，不失為冬季的一種保健方法，特別是對腎陰虛火旺的人更是

如此。因此民間有「冬吃蘿蔔夏吃薑」的説法。冬季吃些性涼的食品，旨在消「火」，不但效果較快，而且也是一番別致的享受。當然，在吃性涼身的身體素質，尤其是胃腸功能欠佳者需慎食。

冬季清火強腎的飲食建議

【去腎火食療方】

豆棗湯

材料　黑豆30克，扁豆30克，紅棗5顆

做法　1. 將材料洗淨，把黑豆、扁豆混合炒香。

　　　2. 將炒過的黑豆、扁豆加適量水與大棗同煮，煮至豆爛即可飲用。

溫馨提示：這道湯不僅有很好的清熱功效，還能滋陰補腎、健脾。

桑棗茶

材料　桑椹20克，紅棗5顆

做法　1. 把桑椹洗淨，把紅棗去核。

　　　2. 將桑椹、紅棗加適量清水煮約30分鐘即成。

溫馨提示：桑椹味甘性寒，對腎陰火旺者有比較好的效果，可緩解腎火旺引起的腰膝酸軟、煩躁不安、失眠等，與有補氣生血功效的紅棗同用，對腎的滋補作用更佳。

蘋果雪耳瘦肉湯

材料　豬瘦肉200克，蘋果1個，銀耳10克，紅蘿蔔半條，黑棗2個，食鹽適量

做法　1. 將銀耳用溫水泡開，洗淨，撕成大小適中的塊狀。將蘋果去皮、去芯，洗淨後切成小瓣，用食鹽揉搓片刻。將紅蘿蔔洗淨，切塊。黑棗沖淨。將豬瘦肉洗淨，切塊，用水汆燙一下。

　　　2. 將上述材料加適量開水，燉約2個小時，加少許食鹽調味即可。

溫馨提示：蘋果、銀耳有很好的滋陰潤燥、補益氣血的功效，加入瘦肉、黑棗後，補血益腎的功效尤佳，同時還有清心潤肺的作用，對肺、腎都很有好處。

豬腎枸杞湯

材料　豬腎兩個，枸杞子、山茱萸各15克

做法　1. 將豬腎洗淨、切片，把枸杞子、山茱萸洗淨。

　　　　2. 把三種材料放入沙鍋內，加適量清水，煮至豬腎熟即可。

溫馨提示：豬腎有滋陰補腎的功效，對於腎陰虛火旺引起的手足心發熱、盜汗、口渴、咽乾、口舌糜爛以及腰膝酸軟、心煩、失眠等都有一定的療效。

養心補腎湯

材料　豬或羊腎1個，蓮子、枸杞子各20克，食鹽適量

做法　1. 將豬腎或羊腎剝去外膜，用涼水浸泡半天後切塊。

　　　　2. 將豬腎或羊腎加入蓮子、枸杞子和適量清水後燉湯，熟後加少許食鹽調味即可。

溫馨提示：這道湯有滋陰補腎的功效，對於「心腎不交」引起的心慌失眠等症有很好的療效。

瑤柱冬瓜湯

材料　冬瓜500克，瑤柱5粒，薑、食鹽、料酒各適量

做法　1. 把冬瓜洗淨、去皮、切塊。將瑤柱用料酒、食鹽、少許清水醃制3個小時左右。

　　　　2. 將醃好的瑤柱、薑片加適量熱水煮沸，再加入冬瓜塊、少許食鹽，煮約20分鐘即可。

溫馨提示：瑤柱性平味鹹，有很好的滋陰補腎功效，和清熱利水的冬瓜同食，可更好地緩解腎陰虛火旺引起的頭暈目眩、咽乾口渴、小便頻多等症。

百合蛋黃湯

材料　百合50克，雞蛋1個

做法　1. 將百合洗淨，浸泡半天後取出。將雞蛋打入碗中，分開蛋白和蛋黃。

　　　　2. 將百合加適量清水煮湯，水開後將蛋黃攪勻調入即可。

溫馨提示：百合、雞蛋黃都有很好的滋補腎陰的功效，二者同食，可有效緩解「心腎不交型」的心神不寧、失眠、煩躁等症。

木耳腰片湯

材料　豬腎300克，木耳（浸發）25克，絲瓜100克，食鹽、胡椒粉、料酒、醬油、醋各適量

做法　1. 將豬腎剖洗乾淨、切成長片，木耳、絲瓜洗淨切好。

2. 將豬腎片放入開水中焯至顏色發白，盛入盆中，點入適量醬油和醋，撒上胡椒粉。

3. 將木耳、絲瓜用清湯燒開，放入食鹽、料酒，調好口味，倒在豬腎片上即可。

溫馨提示：豬腎有很好的護腎功效，對於腎虛引起的腰酸背痛，耳聾水腫等有很好的食療作用。

白糖核桃栗子糊

材料　核桃40克，鮮栗子40克，白砂糖適量

做法　1. 將材料洗淨，把栗子炒熟去皮。

2. 把栗子與核桃仁一起搗成泥，加入白糖拌勻，加入適量開水攪拌成糊狀即可。

溫馨提示：這道菜具有很好的補益肝腎的功效，非常適合腎功能不佳的長者食用。

銀耳百合羹

材料　銀耳15克，鮮百合100克，枸杞子5克，冰糖適量

做法　1. 將銀耳用溫水浸發，揀去雜質後，撕成小朵。將百合用清水泡過後，洗淨、去蒂。

2. 將銀耳加適量水，上鍋蒸30分鐘左右。

3. 加入百合、枸杞子、冰糖繼續蒸30分鐘左右即可。

溫馨提示：銀耳、百合性質溫和，有養腎陰、去腎火的功效，兩者同用，還能清心安神、滋補脾胃、補氣和血，可謂是一道補益佳品。

赤小豆粥

材料　大米100克，赤小豆50克

做法　1. 將大米、赤小豆淘洗乾淨。

2. 將赤小豆加適量清水煮開，再下入粳米煮熟即可。

溫馨提示：赤小豆可清熱、解毒、利水，對於消除腎火比較有效。

枸杞粥

材料　枸杞子、大米各30克

做法　將枸杞子、大米洗淨，加適量清水煮粥即可。

溫馨提示：枸杞子味甘性平，歸肝、腎經，具有滋補肝腎，益精養血，明目消翳等功效，對於腎陰虛引起的遺精、早衰、鬢髮早白、煩渴等症都有一定的防治作用。

栗子扒白菜

材料　白菜心400克，栗子250克，油、蔥末、薑末、料酒、醬油、糖、食鹽、生粉水、麻油、上湯各適量

做法　1.將材料洗淨，把栗子用開水焯一下，把白菜心用開水燙透。

　　　　2.把白菜心放入油鍋中略炒，再加入料酒、醬油、食鹽、上湯、糖，放入栗子稍煮一會，用生粉水勾芡，淋上麻油既成。

溫馨提示：白菜性平微寒，栗子性甘溫，兩種食物搭配有互補的效果，適合腎虛的中、老年人食用，腰酸腰痛，腿腳無力，小便頻多有一定的改善效果。

金針炒豬腰

材料　豬腎500克，金針50克，蔥、薑、蒜、植物油、食鹽、白糖、生粉各適量

做法　1.將豬腎洗淨，從中間切開，剝去白色筋膜，切成條塊。將金針用水浸透，撕成小條。

　　　　2.油鍋內下入蔥末、薑末、蒜末炒香，再下入豬腎片爆炒，炒至豬腎片變色熟透時，加入金針、食鹽、白糖炒片刻後，用生粉勾芡即可。

溫馨提示：這道菜有補腎、去腎火的功效，適用於腎虛腰痛，耳鳴等，對於產婦產後乳汁缺乏等症也有一定的緩解作用。

韭黃炒豬腰

材料　豬腎1個，鮮韭黃100克，植物油、食鹽各適量

做法　1.將豬腎洗淨，剝去中間白色筋膜，切成薄片。將鮮韭黃洗淨，切小段。

　　　　2.將豬腎片、韭黃段放入油鍋內炒熟，加食鹽調味即可。

溫馨提示：這道菜有補腎強腰、去腎火的功效，適用於腎虛腰痛，慢性腰肌勞損，腎虛遺精，盜汗，老人腎虛耳聾等症。

鵪鶉燴粟米

材料　鵪鶉肉500克，粟米粒150克，松子仁50克，熟豬油50克，蛋白1個，黃酒、食鹽、麻油、胡椒粉、雞湯、豬油、植物油各適量

做法　1. 將材料洗淨，把鵪鶉肉、豬肉切碎，加入蛋白、黃酒、生粉拌勻醃一會。

　　　　2. 將松子仁放入開水中煮熟，再放入油鍋中炸至金黃色。

　　　　3. 將鵪鶉、豬肉粒、粟米粒放入油鍋中翻炒，並加入黃酒、精鹽等，最後撒上松子仁即可。

溫馨提示：鵪鶉肉營養豐富，非常適合有營養不良、體虛乏力、頭暈腰痛、腎炎水腫等症的中老年人食用。

黑木耳蝦球

材料　浸發黑木耳200克，蝦仁100克，雞肉蓉50克，菠菜50克，芝麻30克，清湯、黃酒、生薑汁、植物油、葱花、乾生粉、食鹽各適量

做法　1. 將材料洗淨，把黑木耳撕碎，與食鹽、芝麻、雞肉蓉、乾生粉和鮮湯一起攪拌均勻，捏成若干個丸子。

　　　　2. 將蝦仁包入丸子中，放入油鍋中略炸一下。

　　　　3. 蝦球放入清湯中，加入黃酒、生薑汁、食鹽燒開，再下入菠菜葉略煮即可。

溫馨提示：黑木耳有補腎強身的功效，非常適合腎虛患者服用，對因肝腎不足引起的眩暈、白髮、脫髮、腰膝酸軟等有較好的食療保健作用。

筍燒海參

材料　海參150克，鮮竹筍100克，豬瘦肉50克，食鹽、白糖、料酒、生粉各適量

做法　1. 海參用水浸發、切條，把竹筍洗淨、切片，豬肉洗淨、切絲。

　　　　2. 把海參、瘦豬肉、竹筍加適量清水，燉熟後加入食鹽、白糖、料酒，最後用生粉勾芡。

溫馨提示：這道菜有助於滋陰、清熱、化痰，對於腎陰虛引起的失眠、口乾、喉乾、煩熱等都有一定的療效。

竹筍烏雞翅

材料　烏雞翅300克，嫩竹筍100克，薑、蒜、料酒、食鹽、白糖、生粉水、清湯、麻油、植物油各適量

做法　1. 將烏雞翅洗淨，瀝去水分，剁成長段。把竹筍洗淨，切成長段。

　　　2. 鍋內放入植物油燒熱，下入薑片、蒜片熗香，加入適量清湯、料酒，下入烏雞翅，燒開後改用小火燜約30分鐘。

　　　3. 鍋內下入竹筍段，加入少許食鹽、白糖炒勻，燒透，最後用生粉水勾芡即可。

溫馨提示：竹筍性質微寒，有較好的清熱益氣的功效，與養陰補腎的烏雞同用，可以更好地緩解腎陰虛引起的月經不調、頭暈目眩、腰膝酸軟等多種不適。

【清腎火茶療方】

石斛煎綠茶

材料　鮮石斛10克，綠茶4克

做法　1. 將鮮石斛洗淨，切成節。

　　　2. 將鮮石斛、綠茶，用沸水沖泡，再在小火旁邊燉4、5分鐘，即可飲用。

溫馨提示：這道茶有白齒固齒的功效。適用於腎陰虧損所致的煩熱、消渴、口臭、牙齦出血或潰爛等症。

首烏茶

材料　制何首烏30克，枸杞子10克，菟絲子20克，當歸15克，白糖適量

做法　將上述材料洗淨，加適量水煮沸後，去渣加糖即可。

溫馨提示：制何首烏有很好的補肝益腎滋陰的功效，與當歸、枸杞子、菟絲子等同用，可緩解腎陰虛火旺引起的腰酸腳弱、頭暈眼花、鬚髮早白等症。

第7章

容易上火的
高危人士············

有三類人特別容易上火，分別是婦女、兒童及長者。

女性一生之中要經歷幾個特殊生理時期，期間各臟腑都會處於陰陽失衡的狀態中，並由此導致生理功能失調，特別容易出現上火的問題；兒童發育未完全，各器官系統的功能不足，對外邪的抵抗力較差，亦特別容易上火；長者體質比較虛弱，遇到火熱、病邪的侵入時，機體抵禦的能力較差，火熱、病邪就會滯留在體內，容易「鬱而化火」。

女性：
上火，因為生理失調

　　女性一生中要經歷經期、孕期、產期、哺乳期、更年期。在這些特殊的生理期中，由於體內陰陽失衡，特別容易招來「邪火」。一旦發病就會迅速出現咽喉乾燥疼痛、眼睛紅赤乾澀、牙齦腫脹發炎、鼻腔熱烘火辣、大便乾燥、小便發黃等上火症狀。一些愛美的女士臉上還會長出痘痘，影響美觀。

留心五大生理期，避免上火！

一、懷孕脂肪增加，容易上火

　　孕婦比平常人更易上火，因為在懷孕早期體重一般已經增加10%，為了孕育新生命準備能量，增加的都是脂肪，因而成為上火的條件。而且孕婦由於血旺，一般上火都是實熱，所以可以用涼性食物幫助瀉火，如綠豆湯、蔬菜汁等，但切記不能用涼性過大的食物食療，以免引發嚴重的後果。

二、產前進補多，積出一把火

　　女性在產前容易上火，主要是因為孕期孕激素水平偏高，生理功能處於亢奮狀態，所以很容易出現喉嚨乾痛、口苦等上火的不適，對此中醫還有「產前一把火」的說法，特別是那些在孕期進補較多的女性會表現得更加明顯。因此，平時就容易上火的女性在產前最好有意識地減少進補，如橘子、葡萄、辣椒、牛羊肉等性質溫熱的食物應少吃或不吃。

三、哺乳期氣血虛，虛火易生

哺乳期的女性容易上虛火，一般由於血虛氣虛，容易出現陰虛火旺的情況。而虛火是不能夠用去實熱的食物或藥物去調養的，否則體質會更加虛弱，這時候就更加需要弄清楚自己的身體狀況（如是肝腎陰虛、血虛還是氣虛等），對症食補才有效。一般可以吃一些清火減毒的食物，如喝綠豆湯、冰糖梨水等，並要注意多休息。

四、月經前期，內分泌失調引起火氣

月經前期，由於體內內分泌失調以及情緒波動等因素，女性很容易出現上火的不適，如身體潮熱、易出汗、頭昏、眩暈、心悸、臉上長出痤瘡等。對此，中醫提示可以在經前期適當補充些涼性的食物，這裏的涼性不是指溫度低的寒冷的食物如冰水等，而是性質比較溫和的涼性食物如銀耳等，適當食用不僅能夠幫助「滅火」，還能滋補身體，緩解行經時的痛苦和不適。

五、更年期身心受困擾，腎虛上火

女性約在45歲開始進入更年期，隨着卵巢功能由盛轉衰，女性的生理、心理都會受到影響，很容易導致上火，出現渾身燥熱、煩躁、心悸、眩暈、耳鳴、腰酸、失眠等多種不適。中醫認為這些上火不適是腎氣漸衰、陰陽失衡所致，因此，更年期的緩解和調理也要從補腎祛火的角度着手。補腎陰的常用方劑有六味地黃丸，適用於腎陰不足、虛熱內擾所致的腰膝酸軟、五心煩熱、潮熱汗出、眩暈耳鳴、心煩失眠、盜汗等症。如果是腎陽不足，寒生、濕勝之人，則可以服用補陽的方劑，如桂附地黃丸，專用於腰酸、怕冷、夜尿頻多、頭暈，小便不利、下肢水腫等症。如果更年期偏重於肝腎不足，肝陽偏旺，除了常見的腰酸、頭暈、潮熱等表現，還有目痛乾澀、視物模糊者，可服用杞菊地黃丸或明目地黃丸。

燥熱孕婦養出「胎火」，禍及胎兒！

　　所謂「胎火」，是指在孕期孕婦表現出的各種燥熱上火的不適。如果孕婦體質偏燥熱的話，被胎火困擾的概率就更高，伴有失眠、長痤瘡、手心、足心發熱、便秘、小便較少、嘴唇乾裂、經常發低熱等不適。由此更可能影響到腹中的胎兒，導致胎兒出生後患上口瘡、黃疸等。因此，孕產期間一定要注意預防胎火。而不同的孕期，有不同預防胎火的方法。

一、孕早期注重清肝養脾

　　受孕1至3個月，由於月經不再來潮，從而引起體內生理紊亂，造成上火。這個期間由於主要靠肝膽經脈養胎，所以肝膽火氣更為常見，還可能影響到脾胃。所以這期間要注意清肝火補脾胃，飲食宜清淡、易消化，並要適合孕婦的口味，以緩解早孕反應帶來的食欲缺乏、噁心、嘔吐等。

二、孕中期不能盲目進補

　　受孕4至6個月，需要靠脾胃經脈養胎。隨着胎兒的穩步發育，之前的種種不適感也會逐漸減弱，可以適當地進補以滿足孕婦和胎兒的雙重需要。但進補不能盲目進行。比如有的孕婦會食用人參、桂圓、鹿茸、鹿角膠、紫河車、蜂王漿、核桃肉等，但這些補品都是溫熱性質的，經常服用或用量過大只會加重胎火，造成不適。人參能夠大補元氣，身體健康的孕婦服用過多人參卻容易導致陰虛火旺，加重妊娠嘔吐、水腫、高血壓、煩躁失眠、咽喉乾痛等不適，嚴重時還可能造成死胎的危險；桂圓能夠滋補氣血，益心補脾，但是孕早期服用桂圓卻是大錯特錯的行為，這是因為桂圓是一種溫補的食物，可能引起孕婦便秘、口乾、心悸、燥熱、嘔吐等，嚴重時可能引起腹痛、流產。同樣荔枝、鹿茸、核桃肉等溫補的食物孕婦也不宜多吃。因此一定要提高警惕，服用補品宜在醫生的指導下謹慎進行。

三、孕晚期進補應以養陰為主

受孕7至9個月，需要靠肺腎經脈養胎，具有陰虛陽旺的特點。而胎兒的生長發育更加迅速，對營養、進補提出的要求也更高了。所以這一時期應當注意在養陰降火的基礎上進行清補，如可食用牛奶、豆製品、海魚、海帶、蝦皮、鯽魚等補充營養，同時須更多地進食有清火作用的新鮮蔬菜和水果以維持體內的平衡。

陰部瘙癢，可能與「火」有關！

陰部瘙癢是不少女性的難言之隱，發作時會教人坐臥不安，甚至會影響到正常的工作和生活。由於不少女性習慣把外陰當做是污濁之地，所以也會認為瘙癢是因為清潔不夠，導致細菌滋生所致。這固然是引起外陰瘙癢的一種原因，但卻並沒有找到瘙癢發作的根本。如果單從這一點出發，採用清潔、消毒、塗抹激素類藥物的辦法來止癢，可能不僅不會奏效，還會導致瘙癢加重，甚至會「越界」向着肛周、大腿方向發展，讓人更是痛苦難捱。

導致外陰瘙癢的上火也有虛實之分！

在中醫看來，外陰瘙癢可能與上火有關，一是肝經鬱積的火，下行到陰戶所致的實火；二是陰津耗傷，使外陰部失去脈絡濡養所致的虛火。正是因為上火導致機體抵抗力大大下降，才使外陰部為各種病菌大開方便之門，造成了瘙癢難耐的局面。由此可見，治療外陰瘙癢應當抓住「上火」這個根本。

如果外陰瘙癢屬實火引起的，症狀除了瘙癢之外，還常有白帶量多、色澤轉黃、氣味發臭以及口苦、咽乾、舌苔黃膩等多種全身不適，治療時宜採取清泄肝膽濕熱的辦法。如果外陰瘙癢屬虛火引起的，不適除了瘙癢之外，還常有陰部乾燥或局部皮膚變白、飲食少思、精神倦怠、夜眠不安，

舌苔淡白等。治療時宜採取滋陰養血、潤燥祛風止癢的辦法。

在祛火的基礎上，才可以考慮使用外用藥等輔助治療方法。同時要注意保持外陰部清潔、乾燥，避免抓撓造成破潰；平時大小便或房事之後，可用冷水沖洗外陰部，但要注意避免將水沖入肛門或陰道內，以免影響機體組織的自潔作用。此外，經期要避免使用橡皮或塑料月經帶，或穿着不透氣的化學纖維內褲等，否則會加重濕熱鬱積的情況而誘發瘙癢。

女性「上火」，當心痔瘡來襲！

痔瘡是一種常見病、多發病，特別是女性發病率很高，要大大超過男性。女性與男性的生理結構不同，骨盆臟器受壓迫和血流受阻的機會較多，肛門血液循環不暢，直腸受到壓迫，就會出現排便不暢的問題，很容易引發痔瘡。加上女性經期、孕期、產後肛門負擔往往會加重，在這幾個特殊的時期出現時，排便困難的概率也更高，痔瘡的發作就更為頻繁了，也給女性帶來了很多難以言表的痛苦。

而中醫認為上火與痔瘡發病有十分密切的關係，像熱邪入侵、情志失調、進食熱性食物等都可能導致鬱火內生，火熱下沖大腸，使得肛門生瘡，所以預防痔瘡就要注意防止減少各種上火源。

改變生活習慣，痔瘡不復發！

在乾燥的氣候下，女性在飲食上要注意少吃溫補、辛辣的食物、補品，並可適當選擇一些「寒涼」的食物來制約體內旺盛的火氣；同時要注意不可穿得過厚、包得過緊，或者久坐不動不發汗，使得體內的積熱難以散發；另外，還要注意保持室內空氣的濕度，如果經常在暖氣房、空調房內工作、學習和生活，那就最好在室內配備加濕器，或放置一盆清水，以增加空氣的濕度，並要注意及時補充水分，冷卻體內的燥熱，有助於預防上火，減少痔瘡的發病率。

　　除此以外，女性在生活習慣上也要多加注意。比如，要保持科學的生活規律，按時作息，保證充足的睡眠，避免熬夜，避免過度疲勞，減少「上火」的可能性；並要注意加強全身和肛門局部鍛煉，養成定期排便的習慣等，以保持大便通暢，避免痔瘡生成或復發。

白帶發黃、帶血是上火症狀？

　　白帶是女性正常的生理現象，指的是女性陰道中排出的液體，一般呈白色、黏性，無臭味，在月經前後或妊娠期間分泌量會有所增加。但是，有些女性的白帶會出現發黃、呈膿性、有臭味，甚至白帶中帶血的非正常現象。這些女性通常會根據常識把這類問題歸結為上火造成的，是身體在向外排泄火氣的正常反應，對此要麼不加處理，要麼吃些清涼的清火藥幫助「祛火」。

　　可事實上，上火跟白帶發黃、帶血沒有什麼關係，濫用清火藥，不但無法改善白帶問題，反而會因藥性寒涼而損傷脾胃，引發脾胃不適。

　　那麼，白帶發黃、帶血究竟是什麼原因造成的呢？研究發現，白帶發黃、帶血的罪魁禍首是陰道炎等陰道病變。比如真菌性陰道炎會導致白帶呈豆腐渣樣或稍有黃色的片狀，略帶臭味；滴蟲性陰道炎會導致白帶呈黃綠色、泡沫樣並具有腥臭味，同時炎症還可能侵犯尿道引起尿急、尿頻等症；老年性陰道炎會導致白帶增多，呈淡黃色水樣或膿性，有臭味，還常混有小量的血液，而且下腹常有墜脹感，陰道常有燒灼感；子宮肌瘤、子宮頸癌、輸卵管癌等也會引起白帶顏色、性質改變為黃色水樣或帶血。

　　由此可見，不要誤以為白帶發黃、帶血只是普通上火症狀，女性在發現白帶發黃時應及時到醫院檢查，以排除患上惡性疾病的可能，切勿簡單地用對付上火的辦法來治療白帶發黃、帶血。

兒童：
亂吃零食易上火

兒童的體質與大人有很大的不同，中醫認為兒童生理上是「臟腑嬌嫩，形氣未定」，為「稚陰稚陽」之體，即指兒童機體柔嫩，氣血未充，經脈未盛，五臟六腑的發育仍未完備，特別容易上火。

亂吃零食的兒童易上火

零食是指正餐以外的一切小吃，如小餅乾、蛋糕、水果等。不管是什麼年齡層的兒童，都會對各種美味的零食「情有獨鍾」，可是亂吃零食對身體無益，還會讓兒童容易上火。比如花生、瓜子、牛肉乾等乾品，荔枝、桂圓、石榴等溫熱性的水果，以及糖果、油膩的食物等，兒童吃得過多，就會導致內火過盛，引起口乾舌燥、咽部疼痛、大便秘結，還會讓兒童流鼻血、肺熱感冒、咳嗽等。

因此，家長應當注意限制兒童的零食，如果兒童因吃零食過多而上火，則可以通過食用清熱功效的蔬菜、水果等來予以緩解。

為了避免上火，是否應該禁止兒童進食零食？

限制零食絕非完全禁止。科學地給兒童吃零食是有益的，在三餐之間加吃零食的兒童，比只吃三餐的同齡兒童更易獲得均衡營養，促進發育。兒童從零食中獲得的熱量達到總熱量的20%，維生素佔總攝食量的15%，礦物質佔20%，鐵質佔15%。尤其是學齡兒童，由於早晨時間緊張，早餐簡單因而營養較差，或口味單調影響兒童的食欲，這樣就直接影響學習效果。如果在上午10點左右吃一點零食，不僅使孩子學習效果好，身體素質也會有所提高！

掌握種類和進食時間，零食吃極不上火！

其實零食也是合理膳食的組成部分，選對了零食不僅無害，對身體還有益，關鍵是看吃什麼，怎麼吃。因此家長需要掌握好零食的種類和進食時間，來引導兒童合理吃零食。

從種類來說，適合兒童吃的零食可選擇各類水果、麵包、全麥餅乾等，但量要少，質要精，花樣要經常變化。還可以選擇一些強化食品，如含鐵、鋅、鈣類食品，但要根據兒童的需要選擇，如患有營養性貧血選擇含鐵餅乾。而一些高脂肪、高鹽、高糖的食品，如高糖分汽水、可樂等碳酸飲料、炸雞塊、炸雞翅等食物無法滿足兒童的營養需要，而且還會引起或加重上火的問題，所以應限制兒童食用。

從進食時間來說，零食是非正餐時間食用的各種小量食物或飲料，即零食只能作為正餐必要的營養補充。因此，兒童吃零食不要距離正餐太近，應在兩餐中間吃。每天吃零食的次數應盡量控制在3次內，量不宜過多，這樣才不會影響正餐。另外，睡前也不應吃零食，否則不利於消化吸收及睡眠，還增加了兒童患齲齒的危險。

兒童睡覺磨牙是上火的表現

家長經常會發現孩子在夜間入睡，不由自主地做磨牙或緊咬牙的動作，發出「咯吱咯吱」的聲音。時間長了，就會引起很多不良後果。比如夜間磨牙時，牙床劇烈地叩擊在一起，又沒有食物緩和，牙齒表面的保護層不斷受到磨損，久而久之，就會引起牙齒鬆動或脫落，牙床也會出血、發炎。另外，長期夜間磨牙會導致咀嚼肌得不到休息，引起腮幫疼痛，有時疼痛還會放射到頭部、頸背部；此外，長期磨牙會導致孩子臉型發育不對稱（一面臉大、一面臉小），將會影響到孩子的容貌美觀和發音正確性。因此，家長對於孩子夜間磨牙切勿掉以輕心，對於孩子磨牙一定要查清病因，對症用藥。

孩子夜間磨牙可能是有「火」的表現，中醫還將上火引起的磨牙分成了幾種類型。

一、胃火旺引起的磨牙

這種情況的孩子磨牙時會發出很大的咯咯聲，同時會有口臭、尿黃、大便秘結、舌質紅、苔黃等胃熱的不適，緩解調理的原則是清胃瀉火。

二、肝火旺引起的磨牙

這種情況的孩子除了磨牙外，還常有口苦、暴躁易怒、小便黃、舌質紅、苔黃等肝膽熱的不適，緩解調理的原則是疏肝瀉火。

三、肺火旺引起的磨牙

這種情況的孩子除磨牙外，還常有咳嗽、多黃痰、大便偏結、入睡時陣咳、舌紅、苔黃等肺熱的不適，緩解調理的原則是清肺化痰。

四、心火旺引起的磨牙

這種情況的孩子除磨牙外，還常有夜夢繁多、睡眠不好、易怒、尿黃、舌尖紅等心熱的不適，緩解調理的原則是清心泄熱。

除了藥物調治外，家長還要注意改變兒童的一些生活習慣，也有助於緩解或消除磨牙。比如白天要注意監督兒童，不要讓兒童玩得過度興奮；臨睡前不要讓兒童看刺激性的圖書、電視節目等，要盡量讓兒童在鬆弛的精神狀態中進入夢鄉。

夏季感冒發熱，肺火是病根

兒童感冒主要是在內邪與外邪相互作用下發生的。內邪是肺熱，就是人們通常所說的「上火」；外邪就是外感風寒之邪，就是通常所說的「受涼」。

肺主皮毛，肺部的火熱之邪原本可通過毛竅隨汗液等散發出去，一旦感受風寒之邪，毛竅因寒邪而閉塞，肺部熱邪不能散發，因此越積越重，這樣就形成了感冒最常見的類型——寒包熱證，即外寒內熱。

在整個感冒的發生過程中，肺火是根本，起到決定性的作用，因此預防兒童感冒要從清除肺熱着手。對此，家長要注意觀察兒童的狀況，如果發現兒童早晨起床睫毛被眼分泌物黏着，不容易睜開眼，或是有明顯的口臭、咽乾、口唇發紅、舌尖紅、地圖舌、大便乾硬有惡臭味，就提示着兒童體內的火熱已經形成。如不及時清熱瀉火，感冒隨時都可以發生。

選對藥、食，夏季感冒自然清！

要為兒童清除肺熱，就要依靠食養、藥療了。比如，可以讓孩子多喝水，水可以制火，多飲水，多小便，就能促進火熱之邪的排出；可以給孩子安排清淡、易消化的飲食，避免孩子造成食積，食積易化火，加重體內

的熱邪；還要注意不讓孩子食用助火的食物或者藥物，如羊肉、海膽、榴槤、膨化食品、燒烤食品、辛辣食物、人參、海參等，食用這些食物，如同火上澆油，使內火越燃越旺。

此外，家長可以遵醫囑，慎重選用一些中成藥為孩子清肺熱，如清熱解毒口服液、兒童清肺化痰口服液、兒童清熱止咳口服液、王氏保赤丸、七珍丹等，還可以選用防風通聖丸或黃連上清丸等。

兒童吃穿太多，反而積火？

中醫有云：「要使小兒安，三分饑和寒」。這裏所說的「饑」並不是要兒童餓肚子，「寒」也不是故意要兒童受涼，而是指飲食要適量，不偏食，並根據季節變化調整飲食和增減衣服。這能大大增強兒童的體質，提高兒童對外邪的抵抗能力，減少「上火」的發生。

衣服穿過厚反而害了孩子！

兒童處於生長發育階段，「火」力大，並不像大人想像中那樣怕冷，有些家長總是怕兒童凍着，裹了一層又一層，結果兒童的皮膚從小就沒有得到外界寒冷空氣的鍛煉，變得非常嬌嫩，沒有抵禦嚴寒的能力，長大了這一輩子都怕冷、怕風。另外，衣服穿多了，兒童就容易出汗，毛孔張開，外界的風寒很容易侵入，常患感冒反而更增加麻煩。

所以兒童不宜穿很厚的衣服，否則出汗、上火更易感冒（摸脖頸處有無汗可知穿得夠不夠）。自秋天起，兒童的衣服要緩加，不要過厚，更不能把兒童捂得出汗。在嚴冬的時候，應該讓兒童穿着輕便些，並加強日常鍛煉，既增加體質，又從小磨練意志。居室間溫度適宜，冬季室溫也不必過高，經常開窗通風，保持空氣新鮮，培養兒童能逐漸生活在較冷的環境之中，增強抵抗力。

孩子吃太多會食積化熱！

兒童胃腸發育未完全，消化能力弱，如果飲食超過兒童的胃腸負擔，就會造成食積。很多家長總是恐怕兒童營養不夠，不注意控制兒童飲食，殊不知柔弱的胃腸負擔太重，就會出現食積鬱熱、厭食、嘔吐、腹瀉、消化不良等不適，甚至於出現面黃肌瘦或腹大如鼓等營養不良的不適。進一步，食積化熱，還會表現為手足心熱、心煩易哭。而體內的鬱熱逼迫汗液外出，故而常常出汗使毛孔經常處於張開的狀態，稍遇風寒就會着涼，引起各種疾病。

為保兒童平安，減少疾病的發生，應當及早調整兒童的飲食習慣，避免過飽引發的兒童食積鬱熱等問題。

一、少吃高溫煎炸的食物

食物經高溫煎炸後，會變質及產生有毒物質，經常進食等同慢性中毒。此類食物會令兒童燥熱，細菌容易入侵呼吸道，引致喉嚨發炎、感冒咳嗽、發熱等毛病。如兒童睡不安寧、有口氣、指頭生倒刺、口唇殷紅或焦裂等，則表示他們燥熱，可用白茅根、竹蔗、馬蹄、紅蘿蔔煮湯，有清熱作用。

二、少吃寒涼的食物

寒涼食物（如雪糕、汽水冷飲）進食過量，會損傷兒童脾胃，造成腹痛、嘔吐和泄瀉，胃口也會受到影響。

三、少吃甜食

多吃糖果等甜食會使兒童牙齒脱鈣、軟化，容易發生齲齒，同時也會生痰生熱而傷脾胃，亦會影響食欲。

長者：
體質虛弱，火氣堆積

長者易出現陰液虧虛，陰虛火旺，虛火上升的情況。因此，長者「上火」往往是「虛火」、「實火」一起上，互相影響，互為因果，形成惡性循環。

長者飲食失當容易上火

長者容易上火，除了體質方面的原因外，還和一些不健康的飲食習慣有關。比如，長者口味一般較差，喜歡吃味道重的食物如油炸、辛辣、鹹腥等食物，這些食物不太容易被消化，就會積滯於胃腸，容易化熱化火。又如，一些長者牙齒的咀嚼功能逐漸變差，就偏愛吃一些精細的食物，導致攝入的纖維素太少，再加上長者的腸道蠕動功能差，腺體分泌減少，易導致便秘，可加重虛火內燥。

由此可見，為了防治上火，長者就要注意改善不良飲食習慣。長者的飲食宜清淡，可多吃含水分豐富、清涼爽口的蔬菜、瓜果等，少吃油炸、煎烤及熏制的食物。另外口味重的長者要盡量避免過多使用辛辣厚味的調味品，如薑、葱、辣椒、胡椒、蒜頭、肉桂、丁香等，以免上火的問題愈演愈烈。此外，容易發生便秘的長者還要盡量多吃一些富含纖維的食品，以減少排便困難引起的痛苦。

保暖內衣容易穿出「火」！

在寒冷的冬季，很多長者都會選擇穿上保暖內衣來禦寒。加入了特殊

化學材料的保暖內衣穿在身上，的確會讓長者感受到溫暖，可是穿着時間久了，卻會讓長者出現煩躁、多汗、心慌、失眠、頭痛、皮膚瘙癢等不適。究其原因，原來是這保暖內衣讓長者穿出了一身「火氣」。

　　無論是什麼品牌、檔次的保暖內衣，不外是通過在普通棉織物中夾入一層保暖物質，以阻擋皮膚和外界進行熱量交換，從而起到保暖的效果。但也因為這樣，保暖內衣的透氣性很差，導致體內的積熱無法發散到外界環境中，再加上長者生理功能衰退，身體散熱功能降低，就更容易引起上火。特別是那些本身內熱重、易上火的長者，可能穿上保暖內衣沒多久就會感到身體不舒服。

　　不僅如此，保暖內衣所含的化學纖維還會對皮膚形成刺激，使皮膚的水分減少、皮屑增多，進而可能加劇上火引起的皮膚瘙癢等問題。尤其是長者，皮膚功能開始衰退，長期穿保暖內衣，更是會加重冬季頻發的皮膚瘙癢不適。

　　由此可見，長者最好避免穿着保暖內衣。在冬季還是盡量選擇傳統的純棉內衣，這種內衣雖然保暖性相對較差，但卻能夠減少一些上火的可能。

長者上火宜忌

一、三高長者，「防火」由細節做起

　　當出現上火症狀，很多長者可能並不會特別重視，認為只要吃點清火藥，或是食用一些有清火功效的蔬菜、水果等，上火的症狀就會自行消除。可事實上，作為心腦血管疾病的高發人群，一旦出現上火症狀，切莫粗心大意，因為上火易導致血壓不穩，可能誘發腦卒中等意外。像不少長者上火後存在心情煩躁、睡不好、咽喉腫痛的不適，這些都是心腦血管疾病發作的誘因。從中醫的角度來說，高血壓本來就是陽亢，而不管是實火還是虛火，都是陽亢的表現，所以，對於患心腦血管基礎病的長者來說，上火可能誘發疾病發作，切不可疏忽大意。長者平時一定要做好預防心腦血管

病的工作，特別是患有高血壓、高血脂以及高血糖（即「三高」）的長者要注意預防上火，以減少上火引起心腦血管病的發病率。

具體來看，長者可以從以下幾個方面做起。

①飲食上注意清火去熱

有陰虛內熱、容易上火問題的長者，平時可能常有急躁易怒、手足心熱、便秘、食欲缺乏等問題，也很容易引發心腦血管疾病，對此可以適當選擇一些有補虛、除熱、和臟腑、利水道之功的食品，如鴨肉、鵝肉以及百合、山藥、糯米及綠豆製品，有助於預防上火，並減少患心腦血管病的危險。另外需要注意的是，體內有蘊熱，表現為心煩急躁、舌紅、舌苔黃膩的長者，不適合服用溫熱性的補品、補藥，否則會發生上火的表現，也會導致血壓升高，誘發心腦血管疾病。

②保持情緒平穩、樂觀

有陰虛內熱、容易上火問題的長者，平時可能常有急躁易怒、容易激動、手足心熱、便秘、食欲缺乏等問題，而情緒波動很容易誘發心腦血管意外，所以有這類問題的長者應當注意保持情緒的平衡，不要大起大落、大喜大悲、過度興奮，保持情緒穩定對心腦血管病的防治有着積極作用。另外，長者對於心腦血管疾病也不要有太多的壓力，即使發病後出現肢體功能障礙、失語後，也不要過於焦慮、恐懼，害怕不能恢復健康，甚至大哭、大叫，拒絕治療，這樣只會加重病情並引發危險。長者只有樹立起戰勝疾病的信心，保持情緒樂觀、愉快，血管才能正常舒張，血壓也才會恢復平穩，內分泌趨於穩定，腦血管病的發病率也會下降。

③重視氣候變化對情緒和病情的影響

季節與氣候變化會使長者情緒不穩，血壓波動，也是引起上火、誘發心腦血管疾病的危險因素之一。由於大腦和內分泌系統對溫度及光敏感，遇到氣候冷熱更替的時候，就可能引發情緒不穩的問題。長期的情緒不穩，還會引起神經系統興奮性增高，體內腎上腺素等物質分泌增多，由此導致血壓升高，血管彈性降低、功能減退，繼而誘發心腦血管疾病。因此長者在季節更替時尤其要注意控制情緒，預防上火，同時也能夠預防腦血管疾病發作的可能。

二、長者上火要適當節制房事

中醫認為人體「陽常有餘，陰常不足」，隨着年齡的增長，長者體內的陰陽平衡被逐漸打破，陰衰而攝陽無力，導致「上火」。這種陰虛所致的上火是虛火，在長者中以肝、腎虛火最為常見。當人體肝、腎陰虛時，肝、腎之陽制約無權便會外越，使人產生「虛火」。肝的虛火妄動，人體就會有頭暈頭痛、視物模糊、耳聾耳鳴等不適；腎的虛火妄動，人就會有性慾亢進、手腳心熱、失眠等不適。中醫認為有節制、高質量的性生活，可以促進人體陰陽平衡。但那些因為性慾旺盛、紅光滿面、精神亢奮而自覺年輕的長者，其實正是虛火旺盛的人。這種情況如不及時調理，虛火將不斷消耗身體，直至精氣耗盡、身衰力竭。

性生活對長者而言一無是處？

當然不是。健康有節制的性生活，對長者來說更是行之有效的抗衰老良方。現代醫學認為，優質的性生活可以增加人體細胞的氧含量，改善人體組織、器官的功能，減緩大腦老化，並促進人體性激素分泌，有效延緩衰老。

三、亂喝涼茶降火，引至陽氣大損

　　有些人出現了上火現象，就開始買一些涼茶來喝，而養生專家卻指出，涼茶不適合所有人，喝不對反而會影響人體健康。比如長者就不適合喝涼茶，如果長者出現怕冷、四肢發涼、面色蒼白、大便稀爛、小便清長的現象，就得檢查一下是不是涼茶喝得過多了。

　　長者由於陽氣漸弱，器官功能衰退，特別是脾胃調節功能不佳，對外來藥物的寒涼刺激不能及時調整和適應，就會因為藥物直接作用於脾胃影響消化吸收，出現腹痛、腹瀉和其他一些消化系統病變，還可能出現陽氣大損的一系列症狀。

　　此外，很多長者由於體質衰弱、體力欠佳，習慣於終日坐在家中，體力勞動強度減小和戶外活動減少，陽氣的推動功能得不到鍛煉；再加上空調的使用使人體的季節性變化不如過去那麼明顯，造成了體內陽氣隨季節的升發而乏力。因此，很多長者的體質在向陽虛過度，已經不能再承受寒涼物質的大量刺激。所以，長者一定要避免用喝涼茶的辦法來祛火。